もしも、
私が「がん」になったら。

81歳、現役医師の準備と決意

藤田紘一郎

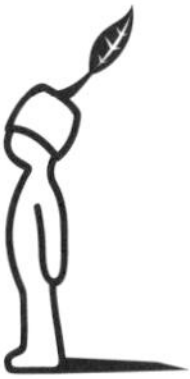

光文社新書

はじめに

「まさか自分ががんになるなんて――」

がんになった人の多くが、真っ先に思うことです。

今、日本人の２人に１人が発症し、３人に１人が亡くなるといわれるほど、がんは私たちにとって身近な病気になっています。

それなのになぜ、「まさか自分が」と多くの人は嘆くのでしょうか。

それは、がんという病を、どこか他人事《ひとごと》と感じているからにほかならないでしょう。

日本には、先端医療を受けられる病院が林立し、たくさんの人たちに多種多様な治療や投薬がなされています。

健康に少しでも不安を感じたら、すぐに病院に駆け込める環境が築かれています。

恵まれたことではありますが、現代の医学がどんなにすばらしくても、健康に「絶対」はありません。


それは、がん検診を例に考えるとよくわかります。

がんを防ぐには、早期発見・早期治療が何よりも重要と、医療関係者はいいます。

そのためには、人間ドックなどを「1年に1度受けましょう」とすすめます。

結果、「さらに詳しい検査が必要」といわれる人は、かなりの数にのぼります。

再検査の結果が出るまでの間、大きな不安を抱えて過ごすことにもなるでしょう。

がん検診を熱心に受ける人は、こんな経験を1年に1回はすることになります。

そうやってがんばって検診を受けていても、翌年にがんが見つかることがあります。

見つかったときには「治《ち》癒《ゆ》不能」とされる状態だったケース、検診を受けた場所とは異なる位置にがんができていたケースなども、数多く見られます。

さらに、早期発見できたはずなのに、亡くなってしまう人もいます。

なぜこうしたことが起こるのでしょうか。

検診とは、がんを見つける方法であって、防ぐ方法ではないからです。早期発見できても、そのときにはすでにがんの腫瘍が体内にできていることになります。

つまり、検診は、予防にはならないのです。

ところが多くの人は、「がん検診を受けているから大丈夫」と勘違いしています。「異常なし」との検査結果を安心材料にすれば、それ以上、自分の健康に好奇心を働かせる気持ちが起こらず、がんを防ぐことがかえってできなくなります。

しかも、医学そのものも「絶対」ではないことを、知っておいてください。

2021年2月に国立がん研究センターは「ステージ4の大腸がんは、今後、腸からの出血などがない場合は、手術をせずに抗がん剤のみを使う治療が標準治療になる」と発表しました。

ステージ4とは、がんの末期で、「治癒不能」とされる状態のこと。

これまでは、多くのケースにおいて、ステージ4であっても大腸がんを切除してきました。ところが、切除しなかったケースと生存期間を比較したところ、両者に差はなく、切除したケースのほうが抗がん剤治療で重い副作用が多く現れたといいます。

このように、治療の方法はどんどん変わっていくものなのです。

では、ここで考えてみてください。すでに「治癒不能」と医学的な診断がされているのに、手術や抗がん剤治療でつらい思いをする意味とは、どこにあるのでしょうか。

もしも私がステージ4のがんになったら、私は人生を医療まかせにせず、自分がどう生きたいかに全身全霊を注ぐでしょう。医学に絶対はない以上、人生の大切な時間を、治療からくる苦痛に縛られるようなことをしたくないからです。


もちろん、がんには誰もなりたくありません。

では、がんを遠ざけるために、本当に必要なこととは何でしょうか。

がんになりたくないならなおのこと、「もしも、がんになったら」と、あらかじめ想定しておくことだと私は思います。

その想定ができていれば、防ぐにはどうすればよいか、との意識が働きます。

たとえがんを発症しても、それも含めて自分の人生と考えれば、生き方の決断を医療まかせにせず、これからの人生に好奇心を働かせていくこともできるでしょう。

私は、あらゆる病気と向きあうには、この好奇心こそ大切と思っています。

とくに、がんのような「免疫がかかわる病気」には、好奇心がことのほか必要です。

免疫とは、私たちを病気から守り、はつらつとした若々しさを保つシステムです。

そして本来、とても強力なものです。

人間の持っている生命力には、はかりしれないものがあります。

その生命力をつくっているのが、免疫力です。

がんは、免疫力の低下によって起こる病気です。

そんな免疫力や自分の体、生き方に好奇心を働かせ、がんを遠ざけるような食生活を知り、それを実践する。

これから本文で詳しく話しますが、がんという病気は、人類にとって防ぎきることのできない疾患です。でも、生き方によっては、がんを発症させないまま寿命をまっとうすることも可能なのです。

私も80歳を超え、いつがんを発症するかわからない年齢になりました。

もしも、私が「がん」になったら——。

そのとき、自分はどのような選択をし、そんな日を迎えないためには今から何をするとよいか、この本を読みながら一度考えてみてください。

がんは誰にでも起こりうる病気です。

決して〝不運な病〟ではないのです。

自分の体の持つ力を信じ、今日できることを実践していく。

まずは、そこから、始めてみませんか。

もしも、私が「がん」になったら。

目次

はじめに　3

第1章　もしも、私が「がん」になったら……19

がんになっても仕事は続け、旅行もする　21
がんになっても標準治療は受けない　22
75歳を過ぎると、がんと「つきあいやすく」なる　23
がんはただの「老化現象」と考える　26
がんの予防は、厳密にいえば「できない」　29
「夢の薬」が「亡国の薬」になる　31
命よりも大事なのは「生き方」と「生活の質」　36
がん治療に特効薬は生まれない　39

いちばん怖い副作用は、免疫力が落ちること　41
がんでない人も、がん細胞と共生している　44
ポジティブな気持ちがＮＫ細胞を活性化させる　46
ＮＫ細胞の数は、年齢と食べものと生き方で変わる　49

第2章　私が、がんの三大治療を受けない理由……51

がんを治すのではなく、おとなしくさせる　53
ステージ１でも私は治療を受けない　55
検査結果は「どう生きるか」の指針とする　57
セカンドオピニオンを嫌がる医者はダメ　59
セカンドオピニオンは日野原先生の尽力の賜物　62
健康診断に一喜一憂するな　64

早期発見がマイナスになることもある　67
私が推奨しない５つの検査　71
医師が少ない地域のほうが、寿命がのびている　74
こんな自覚症状からがんを見つけられる　76
「ステージ４だから」とあきらめない　80
食事を変えることでがんと共生できる　82
治癒不能の患者も食生活の改善で元気になる　84
科学的エビデンスだけでは測れない　87
日本の医師よ、食を「二の次」だと考えるな　90
センテナリアン（百寿者）には慢性炎症が少ない　93
がんになりやすい人は、ＣＲＰの数値でわかる　96

第3章 がんを知れば、がんとのつきあい方が決まる

第3章 がんを知れば、がんとのつきあい方が決まる…99
バツイチ男はがんになりやすい 101
遺伝が原因となる確率は5パーセントにすぎない 104
味覚が変わったらがんを疑え 107
活性酸素が、がん細胞の数を増やしてしまう 109
がん細胞は、先祖返りした細胞である 113
ミトコンドリアによって生物に「死」が訪れた 116
現代の食生活は、がんに最適である 119
ミトコンドリアエンジンの働きを抑えるな 122
「低糖質・高酸素・高体温」の体内環境をつくろう 124
リンパ球が増えれば、がんは自然退縮する 127
がん治療には、親切を断る勇気も必要である 130

第4章

がんを抑える食事、がんをつくる食事……133

免疫力の7割が腸に集まっている 135
危険な「腸もれ」を放っておかない 137
現代的な暮らしが腸もれを引き起こす 139
美しい腸内フローラは、腸もれを防ぐ 140
あなたが食べたものが腸内細菌を育てる 142
食物繊維不足が腸内細菌の反乱を起こす 144
腸活をうながす食物繊維の豊富な野菜たち 147
「なんでも蒸し野菜」が腸の健康を増進する 149
アメリカではがん患者が減っている 152
「短鎖脂肪酸」でがんを防ぐ腸をつくる 154
色や味の濃い「旬のもの」をたっぷり食べる 157

ニンジン、カボチャががんを遠ざける　159
がん予防効果ナンバーワンはニンニクである　161
多彩なフィトケミカルでがんを抑える　164
「食前キャベツ」でがんを予防する　166
毎日酢をとって大腸がんを防ぐ　169
「酢＋食物繊維」で短鎖脂肪酸を得る　171
渋みの濃い緑茶には、がんを抑える効果がある　175
主食をとりすぎるとがんが寄ってくる　178
主食をやめると、脳細胞が若返る　180
人工甘味料は危険な「糖化」を引き起こす　183
カロリー制限には危険な落とし穴がある　186
ステーキは週2回、卵は毎日食べる　189
サラダ油をやめなさい　193
調理にはオリーブオイルを使う　196

マーガリンや揚げ物は免疫力を下げる 198
味噌には放射線の害を抑える作用がある 200
1万年前の人が飲んでいたような湧き水を飲む 202
シリカ入りの天然水が細胞膜を強くする 204

第5章

がんを遠ざける生活習慣のコツ……209
食事でストレスを発散する人は、がんリスクが高い 211
12時間「何も食べない時間」をつくる 214
腸への刺激でリズムを整える 215
昼夜逆転生活の人はがんになりやすい 218
年齢に見合った運動量を知っておく 221
「激しくきつい」運動はいけない 223

毎日10分のエクササイズでもいい　226
私が活用している健康食品　229
1日1時間、笑う時間を持とう　232
手を洗いすぎると免疫力が落ちる　235
心の免疫力を上げるのも腸内細菌次第である　238
人を許すおおらかさが免疫力を上げる　241

おわりに　245

第1章

もしも、私が「がん」になったら

がんになっても仕事は続け、旅行もする

もしも、がんになったら……。

そんなことを、誰もが考えておいたほうがよい時代になりました。

私もすでに、その日が来ることを想定しています。

免疫学を専門としてきた私は、どんな道を選ぶのか。この質問をときどき受けます。

参考までにお話しすれば、まずは詳しい検査を受けるでしょう。がんの性質や、どの程度進行しているのかを客観的に知るためです。その答えは、今後、自分がどのように生きていくかの指針になります。

万が一、たちの悪いがんや、治癒不能とされる状態だった場合、私は病院に入院するのではなく、インドネシアのカリマンタン島へ飛ぶでしょう。

そこが、私自身の原点ともいえる場所で、世界でもっとも好きなところだからです。

進行がゆるやかながんや早期発見だったとしても、**好きな場所、行きたい場所をゆ**

っくりとめぐるでしょう。

でも、**仕事は続けます。**「生涯現役」をモットーに今日まで生きてきました。仕事は私にとって大好きなことで、生きる道です。**がんになったからといって、すぐに死ぬわけではない**のですから、好きなことをあきらめる必要はまったくないと思うのです。

がんになっても標準治療は受けない

ただ、どちらのケースであっても、**私はがんの標準治療を受けない、と決めています。**

がんになると、多くの医者は「治る」か「治らない」かで、その後の方針を決めようとします。ですが、**がんには第三の道もある**ことを知っておいてほしいと思います。

「がんとともに生きる」という道です。

私は、最期まで、好きな場所を旅し、好きな仕事を続け、好きな人たちと語らい、そして、大切な家族とともにある生活を続けたいと願っています。

その願いは、標準治療を受けると、一時的に絶たれることになります。もしかしたら、「一時的なこと」と思っていたら、「一生のこと」になってしまうかもしれません。

これは、私の望む生き方ではないのです。

ただし、これは私の場合の話です。

人にはそれぞれ死生観があります。死は誰にでも訪れることですが、どのように生きたいか、そして、どのように死にたいかという願いは、人それぞれです。

そうした死生観は、元気なときから明確にしておきましょう。それは、人生を自分らしくあり続けるうえで、とてもポジティブなことです。

75歳を過ぎると、がんと「つきあいやすく」なる

がんになっても標準治療を受けない、と決めている私ですが、標準治療を否定しているのではありません。年齢などの条件によっては必要なこととも考えています。

がんの標準治療とは、「手術」「放射線治療」「抗がん剤治療」です。これらが、保険が適用される治療の中心で、「三大治療」とも呼ばれています。

がんと診断され、「さあ、これからどうしよう」と考えたとき、**まずは自分の年齢と向きあいましょう。**治療のことを考えるのは、その次です。

がんは、年齢によって進行のしかたが違ってくる性質を持っているためです。

多くの場合、高齢になるとがんの進行はゆっくりになります。

個人差はありますが、だいたい75歳を過ぎたら、がんの進行は遅くなります。

これは、あらゆるがんに共通します。

がんとつきあいやすい、とてもいい年齢になる、ということです。

私はすでに80歳を超えました。人は誰でも１００歳まで生きる遺伝子を持って生まれてきているので、私もあと20年は生きられるかなあと思っています。

そのためにも、がんになっても標準治療を受けないほうがよいと私は考えています。

一方、若い世代の人の場合、多くはがんの成長スピードが速くなります。がん細胞が非常に増えやすいためです。

ですから、60代までの人は、治療を受けることを選択肢に入れておくとよいと思います。

がんの種類によっては、手術をすればほとんどが治る、というタイプのものもあります。若い人は進行が速いことが多いので、早めに病巣を切りとってしまうのは有効な選択肢の一つともなるでしょう。こうしたことは、検査を受けると、だいたいがわかります。

ただ一方では、増殖のスピードがとても速かったり、たちの悪いものだったりして、治療が難しいタイプのがんもあります。この場合、**三大治療を受けることによって、命を縮めたり、生活の質を著しく落としたりすることが少なくありません。**

自分の死生観と年齢に治療をどのように折りあわせていくのか。

がんを発症したときにいちばん大切なのは、ここだと私は思っています。

「がんになりました」「じゃあ、治療をしましょう」と、医師にいわれるがままになれば、わからないことが多すぎて不安になります。「これから自分はどうなるのだろう」と恐れを感じるとも思います。この感情は当然のもので、人とは未知のことに恐怖を抱く心の持ち主です。

だからこそ、**「自分はどのように生き、どのように死んでいきたいのか」**を、あらかじめ想定しておくこと。

すると、がんになっても自分にできることがたくさんあると気づけます。

ここが「がんと共生する」という道の大切な第一歩なのです。

がんはただの「老化現象」と考える

私たちががんに恐怖を覚えるのは、がんが「死に直結する恐ろしい病気」というイメージが強いからです。

しかし**実際のところ、がんとは細胞の老化現象**です。

詳しいことは順々にお話ししますが、老化とは生きている限り誰にでも起こる自然の現象であって、決して特別なことではありません。

私たちは今、「人生１００年時代」を生きています。

アメリカのカリフォルニア大学やドイツのマックス・プランク研究所の人口学者たちが、「２００７年生まれの寿命」を国別に比較した表があります。

それによると、２００７年にアメリカやカナダ、イタリア、フランスで生まれた子どもの50パーセントが、少なくとも１０４歳まで生きる見通しだといいます。

世界でダントツの平均寿命ののびを誇る日本にいたっては、**１０７歳まで生きる人が50パーセントに達する**だろうといわれているのです。

長寿社会になればなるほど、がんになる人が多くなるのは当然です。

がんは細胞の老化によって起こってくる病気だからです。

今、日本は生涯のうち２人に１人ががんになり、３人に１人ががんで亡くなると推計されています。

この数字だけを見れば、がんという病気が恐ろしく感じられ、不安になるでしょう。

でも、がんが細胞の老化で起こってくることを知っていれば、**長生きすればするほど、自分もいつ発症してもおかしくない病気だと納得もできる**はずです。

がんとは一種の「長生き病」なのです。

実際、国立がん研究センターでは、がんによる死亡率は60代から増加し、高齢になるほど高くなるという統計を公表しています。

ただし、40代や50代でがんになる人も最近は多く見られます。がんが老化現象ということを考えると、40代50代でがんになるのは、早すぎると感じるでしょう。

しかし細胞の老化のスピードは、その人の生き方でまったく違ってきます。

食べものや食べ方、生活習慣、思考のあり方、ストレスの重さなどで違ってきてしまうのです。がんが生活習慣病の一つに加えられるのは、ここに理由があります。

一方、胃がんや子宮頸がんのように病原体の感染が原因になるがんもあります。

胃がんは胃炎が慢性化することで発症のリスクが上がります。このとき、ヘリコバクター・ピロリという胃にいる細菌が、細胞の劣化を引き起こす一因になっていることがわかっています。

子宮頸がんはヒトパピローマウイルスの感染によって粘膜に炎症が起こり、それによって発症のリスクが上がります。

このようにウイルス感染が原因になるがんもありますが、結局のところは、それによって炎症が生じ、細胞の劣化が引き起こされてがんが起こってくるのです。反対に**免疫力が高ければ、感染しても細胞ががん化する前に、それらの病原体を抑え込んでくれる**のです。

がんの予防は、厳密にいえば「できない」

がんが細胞の老化によって引き起こされることは、国立がん研究センターの研究によっても明らかにされています。

つい最近まで、がんを起こす要因には、生活習慣によるものがある一方、「原因が明らかではない」とされているものがあり、後者の場合、予防はできないといわれてきました。

ところが、同研究所の発がん・予防研究分野の吉岡研一主任研究員らの研究によれば、「細胞の老化によってＤＮＡの修復の働きが衰え、ＤＮＡの損傷が蓄積することで、突然変異のリスクが上がって、がんを発生させている」ということが明らかにされました。このことは、英国のオンライン科学雑誌「Nature Communications」（２０１９年９月２日）に掲載されています。

つまり、「原因が明らかではない」とされたがんの大半は、**細胞の老化によって遺伝子が傷つくことが原因だった**とわかったのです。

歳《とし》をとり、老化することは、生きている限り、誰にでも平等に起こることです。生きている限り、老化を抑えることはできません。

そう考えれば、がんを予防することは、厳密にいうと「できない」ことになります。

ただし、老化は人によって進み具合が異なります。50歳を過ぎたころ、その差は顕《けん》著《ちょ》になります。とても若々しく輝いている人がいれば、年齢以上に年老いて見える人がいます。

この差をつくるものこそ、その人の生き方であり、生き方がまさに老化のスピードの差をつくります。

つまり、生き方を変えれば、がんの成長を限りなく遅くできる、ということです。

もちろん、がんの成長のスピードはがん細胞の性質にもよりますが、それ以上に、その人自身の生活のしかたが大きいのです。

たとえば、**胃がんは、がん細胞の発生からがんと診断されるまで、多くは20年から30年かかります。**食生活などを注意することで、がん細胞ががん化するはじまりを60歳まで遅らせられたとしましょう。さらに進行に40年かかれば、早期がんの発生は１００歳になります。

そうやって、がんが見つかる前に別の死因で亡くなったとしたら、これこそ「がんを予防した」ということになるのでしょう。

「夢の薬」が「亡国の薬」になる

がん治療の現場は、日進月歩の勢いで進化しています。

２０１８年に、世界で新たにがんにかかった人は約１８１０万人、がんで亡くなった人は約９６０万人と推計されていて、この数は年々増加しています。

　患者数が多いほど研究も進み、最先端の治療法が起こってきます。巨額の費用を投入できるからです。


　しかし、世界中の研究者がどんなにがんばっても、「この薬でがんが治る」というような特効薬の完成は難しいといえるでしょう。

　たとえば、「がんの治療の歴史を変えた」とたたえられている薬にオプジーボがあります。開発者の本庶《ほんじょ》佑《たすく》　京都大学名誉教授が、２０１８年にノーベル生理学・医学賞を受賞されたことで、一般にも広く認知されました。

　この薬は、「免疫チェックポイント阻害剤」という種類のものです。

　私たちの体には、「免疫」というシステムが備わっています。

　免疫の主な働きは、体のなかをパトロールして、がん細胞や病原体などの「自分ではない異物」を探し出して攻撃し、退治することです。

　免疫の働きは、いくつかの免疫細胞たちの連携プレーによって高められます。その免疫細胞の一つに、キラーＴ細胞がいます。体内に発生したがん細胞を見つけると、非常に強い力でがん細胞を攻撃する細胞です。キラーＴ細胞の攻撃を受けると、がん細胞は生きていられません。ただ、キラーＴ細胞が活性化しすぎると、今度は体の正常細胞まで傷つけてしまいます。そこで、キラーＴ細胞は「ＰＤ‐１」という分子を発現させ、自らの働きにブレーキをかけます。つまり、ＰＤ‐１とは免疫抑制分子です。

がん細胞はとても賢いところがあって、自分の表面に「ＰＤ‐Ｌ１」という物質を出し、このＰＤ‐１と結合します。そうして、キラーＴ細胞ががん細胞を攻撃する力を封じ込めていきます。がん細胞は免疫の攻撃をかいくぐり、どんどん増殖していくのです。

このがん細胞と免疫細胞の性質を利用してつくられたのが、オプジーボという薬です。オプジーボには、キラーＴ細胞のＰＤ‐１と結びつき、免疫の働きが阻害されるのを防ぐ作用があります。

つまり、オプジーボとは、がん細胞を直接攻撃するのではなく、**免疫細胞の攻撃力**

を失わないよう助ける薬なのです。

現在、オプジーボは、悪性黒色腫や、切除のできない進行・再発の非小細胞肺がんなどに保険適用されています。ただし、非常に高額です。「夢の薬」と騒がれる一方で、「医療財政を破綻させる薬」ともいわれます。薬価が段階的に引き下げられてはきましたが、それでも１年間使用すると患者１人当たり約１０００万円も薬剤費がかかるとされます。保険適用の範囲で使用すれば、患者の負担額は大幅に減るものの、残りの分は医療保険が背負うことになります。そのために、「亡国の薬」とも呼ばれてしまうわけです。

さらに、試験結果を見ると、一つ疑問がわいてきます。

オプジーボ治療のグループは、１年経過の時点で42パーセントの患者さんが生存していました。これに対し、抗がん剤であるドセタキセルを投与されたグループは、24パーセントという結果でした。この薬は、非小細胞肺がんにこれまでもっとも広く使われてきた抗がん剤です。

この数字の差だけを見れば、オプジーボの効果の高さがわかります。

ところが、24カ月が経過したころ、オプジーボの使用者の生存率はガクンと落ち、抗がん剤群にいっきに近づくのです。

しかも、オプジーボもさまざまな副作用を起こすので、コントロールが必要になります。薬は効果の高いものほど、副作用も大きくなりやすく、それはオプジーボも例外ではありません。

それでも、非小細胞肺がんの従来の生存率の低さから考えると、この数字は驚くほどのすばらしい治療効果だと、その道の医者や研究者はいいます。わずか1年程度の延命効果があれば、がん治療の現場では「夢の薬」とたたえられることになるのです。

では、オプジーボ治療で効果を得られる人とそうでない人の違いは、どこにあるのでしょうか。

もっとも大きな違いは、免疫力にあると考えられます。キラーＴ細胞のＰＤ-１からがん細胞のＰＤ-Ｌ１を薬の力で外したところで、キラーＴ細胞の働きが弱っていれば、がん細胞を免疫の力で叩《たた》いていくことはできません。どんなに優れた薬を使っても、本人の免疫力が低下していては、その効果を得られないことになってしまうのです。

命よりも大事なのは「生き方」と「生活の質」

がんの治療の現場では、数パーセントの生存率の違い、あるいは数カ月の余命の違いで、治療法の選択の道筋が語られることが多く見られます。

患者さんにとっては、数パーセントでも生存率が高いならば、その治療法にかけたいと思うのは、それだけ自分の命を大切に考えている表れなのだと思います。

ただ、それはあくまでも統計上の数字です。

実際、自分がその治療を受けたとき、どちらにいくかはわかりません。**数パーセントの可能性ばかりに希望を求めてしまうと、自身の人生やＱＯＬ（生活の質）を悪化させる**ことも起こってきます。

「がんになっても、標準治療を受けない」。そう私が決めたのは、私自身が家族をがんで失ってしまったことが大きな理由になっています。

私の弟は、静岡市民病院の整形外科部長でした。手先が器用で、手術の上手な医師として知られていたようです。また、もともと体育会系で、若いころにはテニスで国体に何度も出場していたようなスポーツマンでした。

医師になってからも運動を欠かさず、朝は早起きをして駿《すん》府《ぷ》城《じょう》公園をランニングするなど、一見すると健康的な生活を送っていました。

ところがある日、腹部に異常を感じるようになりました。

検査の結果、初期のすい臓がんであることがわかり、すい臓がん手術の権威とされる医師の手術を受けました。開腹すると、初期といわれたがんが、実際にはリンパ節に転移し、がんをとり切ることができないまま閉腹せざるをえない状態でした。

「初期のすい臓がんで、手術をすれば治る見込みが高い」

その診断を信じ、弟は手術を決めました。

この決断は、まだ50代という年齢と、「なんとしてでも治したい」という彼の死生観を考えても、間違っていなかったと思います。

でも、その死生観は、開腹によってリンパ節への転移がわかった時点で変えるべきだったとも思うのです。

術後、担当医は「治療をしたほうが、治療をしないより、生存率が2パーセント高い」と弟に伝えました。弟はわずか2パーセントという数字に望みを託し、抗がん剤と放射線による治療を始めました。

しかし、治療を始めると副作用が強く現れ、病状はまたたくまに悪化しました。そして、がん発見からわずか10カ月後、あの世へ逝ってしまったのです。

亡くなる数日前、「兄貴、カサブランカを買ってきてくれないか」と弟がいいました。

私は静岡市内の花屋さんを駆けまわり、両手いっぱいのカサブランカを抱えて病室に戻りました。

その花束を見て、「きれいだな。とてもいい香りがする」とうれしそうに微笑《ほほえ》んだ顔が今でも忘れられません。

あとで知ったのですが、カサブランカには「別れの花」という花言葉もあるそうです。

わずか2パーセントの生存率に望みをかけて抗がん剤のつらい治療に耐え、それでも亡くなってしまった弟の無念。

「命の長さよりも大事なのは、生き方ではないのか」と強烈に感じたあのときの無念な思いを、20年近くたった今も、私は忘れることができずにいます。

がん治療に特効薬は生まれない

抗がん剤は、弟ががんになったころから比べても、ずいぶん進化しました。ですから、弟の例と同じに考えることができないことは、よくわかります。

また、腫瘍内科という診療科を設ける病院も多くなっています。がんの種類や性質、そして患者さん一人一人の体質、生活のあり方などを見て全身の管理を行う専門の科です。

がんという複雑な病気に、特効薬の開発は難しいのが現状です。そのため、新たな抗がん剤が次々に誕生しています。選択肢が多いということは、治療がより複雑化しているということでもあります。それに対応していくには、腫瘍内科医のような専門的な知識を持った医者が必要なのです。

そうして一人一人に適した治療を行っても、抗がん剤だけでがんが治るケースはまだまだ少ないのが実情です。

なぜなのでしょうか。

そもそも抗がん剤とは、がん細胞を叩く作用を持つ薬のことです。これによってがん細胞を死滅させたり、増殖を抑えたりします。

ただ、困ったことに、抗がん剤が攻撃するのは、がん細胞だけではありません。体の正常な細胞まで同じように殺したり傷つけたりしてしまうのです。

ここが抗がん剤治療の最大の難点です。

どんなに医学が発達しても、決定的ながん治療薬をいまだにつくれないのは、がん細胞が「体の正常細胞から変異したもの」であるためです。正常細胞にとてもよく似ているのです。そして、前述したように、がん細胞は免疫細胞に攻撃されないよう身を守る力を、やがて備えるようになります。

それほど、**がん細胞は人の体と共生する力が強い**のです。

このため、薬の力でがん細胞をやっつけようとすると、正常細胞まで傷つけることになります。殺傷する作用が強くなればなるほど、正常細胞を殺傷する力も強くなります。

それは、副作用という形で患者さんを苦しめることになるのです。

いちばん怖い副作用は、免疫力が落ちること

実際に、がんそのものではなく、抗がん剤の副作用によって亡くなってしまう人は少なくありません。

病気を治すために薬を使い、その薬の副作用で命を落とすとは本末転倒のように思えるでしょうが、こうしたやるせない出来事が、がん治療の現場では日常的に起こっ

ています。

抗がん剤の副作用として知られているものには、吐き気と脱毛があります。

脱毛を防ぐ方法はまだまだ広がっていませんが、吐き気は、制吐剤などの開発によって、およそ8割はコントロールできるようになっている、とも報告されます。

しかし現実には、その苦しみで今もたくさんの人が大変な思いをされています。

脱毛も吐き気も、とても苦しいものです。私の弟も、ひどく苦しんでいました。

もっとも厄介なのは、**免疫力を著しく落としてしまう**ことです。

私たちの血液には、白血球が流れています。白血球とは数種類の細胞の総称で、それぞれに重要な働きを持つ免疫細胞で構成されています。この白血球こそが免疫の中心です。

がん細胞を殺すのも免疫細胞ですし、体内に入り込んだウイルスなどの病原体を退治するのも免疫細胞です。白血球が元気に働いていなくては、がんも新型コロナウイルスもインフルエンザも防げませんし、治すこともできません。

しかし、抗がん剤を使うと、がんと闘ってくれる白血球が減少してしまうのです。白血球が減少しても患者さん自身には、つらさや痛みなどの自覚症状がありません。気づかないまま免疫力を落とし、がんを悪化させたり、重い感染症を起こしたりしてしまうのです。

実際、がんから肺炎を引き起こし、それによって亡くなる人が大勢います。息切れがし、呼吸が苦しく、咳が止まらなくなります。最後にはとても苦しい思いをして亡くなっていきます。

なお、２０２０年に世界を深刻な状況に陥れた新型コロナウイルスなど、人類が抗体を持たない病原体が社会に入り込んできたとき、がん治療を受けている人はとくに肺炎を起こしやすくなります。三大治療によって、免疫力が著しく落ちているからです。

ですから、感染症が流行している時期、がん治療を受けている人は、厳重に注意しなければいけません。

がんでない人も、がん細胞と共生している

くり返しますが、がんは特別な病気ではありません。

むしろ私たち人間にとって、これほど身近な病気はないともいえます。

というのも、私たちの体内では、毎日数千個、多い人では1万個ものがん細胞が生まれているのです。**今この瞬間にも、体のなかではがん細胞が誕生しています。**

ところが、この事実を知らない人がほとんどです。ある新聞社の調査によれば、8割近くもの人がこのことを知らないと答えたそうです。

私たちは、**気づいていてもいなくても、がん細胞とともに日々を過ごしています。**

そのがん細胞は、以下のようにして生まれてきます。

人の体は、およそ37兆個の細胞で形づくられています。このうち、約2パーセントが毎日新しく生まれ変わっています。古くなってしまった細胞が、細胞分裂によって

生まれてきた新しい細胞へとどんどん入れ替わっているのです。

この細胞の入れ替わりを「新陳代謝」と呼びます。

新陳代謝は、人が健康を守るうえで欠かせないシステムです。老化した細胞では、正しい働きを保てないため、たえず新しい細胞へと変えていく必要があるからです。

ところが、細胞分裂の際に、一部の細胞に遺伝子のコピーミスが起こってきます。

一つの細胞の核には、およそ30億字分もの遺伝情報がつまっています。それは、百科事典の20巻分にも相当する情報量です。細胞は、一つの情報も間違えないようコピーして、分裂していきます。

しかしこれは、細胞にとって大変な作業です。人の体がいかに精巧にできているといっても、ミスはどうしても起こってきます。

このコピーミスが生じた際、遺伝子が傷ついて、がん遺伝子が目覚めてしまうことがあるのです。

つまり、人体が新陳代謝によって機能を保ち、生命を維持するというシステムのもとに成り立っている以上、がん細胞が発生するのは防げません。誰にとってもがんは、生き続ける限り、「特別な病気」ではないということなのです。

ポジティブな気持ちがNK細胞を活性させる

それではなぜ、がんを発症する人としない人がいるのでしょうか。

私たちの体内では、日々、がん細胞が生まれていますが、それを見つけしだい、叩き殺してくれているのが、免疫細胞です。

免疫細胞とはいくつかの細胞の総称であり、それぞれに担当する役割があります。

このなかで、体中をパトロールし、「できそこないの細胞」などあやしい異物を見つけると、ただちに攻撃して排除しているのが、**NK（ナチュラルキラー）細胞**です。がん細胞にいち早く攻撃をしかけ、がん化するのを阻止する重要な免疫細胞です。

具体的には、がん細胞が出現すると、戦闘態勢に入ったNK細胞が近寄り、「パーフォリン」という物質を出してがん細胞に穴を開け、そこからがん細胞の水分と塩分を消失させて、数分でがん細胞を死滅させるのです。

ですから、がん予防には、ＮＫ細胞の数を増やし、働きを高めることが欠かせません。

がんを防ぐには、生き方や考え方が重要だとくり返し私がお話しするのは、ＮＫ細胞の性質のためです。

ＮＫ細胞は、ほかの免疫細胞たちと異なる性質を持っていて、日常のちょっとした変化で、簡単に活性を高めたり低めたりするのです。

たとえば、楽しくポジティブな考えをすれば、活性はすぐに高まります。私ががんになったら、真っ先に好きな場所を旅しようと算段しているのは、**わくわくとしたポジティブな気持ちがＮＫ細胞の活性をいっきに高めてくれる**ことを知っているからです。

適度な運動を心地よくするだけでも、活性は上昇します。ですから、私は時間を見つけては、妻と一緒に散歩をしています。自分ががんになるのも困るけれども、妻にがんになられても困るからです。

逆に、イヤなことを経験したり、暗い気分になったり、落ち込んだり、運動不足になったりするだけで、ＮＫ細胞は活性を低下させます。

次のような研究があります。咽頭《いんとう》がんになった人のＮＫ細胞の活性を手術前に測定し、「活性が強い人のグループ」と「中間のグループ」「活性が弱い人のグループ」にわけて、術後3年間のがん再発率を比較しました。結果、ＮＫ細胞の活性が強い人ほど、再発後に死亡する割合が低いことがわかったのです。

くり返しますが、がんを予防したり、治したりしていくには、ＮＫ細胞の働きが重要です。

だから、たとえがんが発見されたとしても、「死んでしまうんじゃないか」と絶望して自宅に引きこもるようなことをしないことです。

がんと診断されたからといって、すぐに死ぬわけではありません。そんなことをしていたら、ＮＫ細胞は活性を落とし、がんと闘えなくなってしまうのです。

ＮＫ細胞の数は、年齢と食べものと生き方で変わる

60代以降はとくに、ＮＫ細胞の働きを落とすような生活をしてはいけません。

ＮＫ細胞の活性は、加齢によって違ってきます。60代以上の人は、35歳以下の人に比べ、ＮＫ細胞の活性が低いとの報告もあります。このことも、高齢になるほどがんが増える一因です。

けれども、高齢になっても、ＮＫ細胞の活性を落とさず、数を増やす方法があります。

ＮＫ細胞の数は、少ないと50億個、多い人では１０００億個も体内に存在しています。

実に20倍の差があるのです。この差をつくり出す要因には、加齢のほかに重要なことがあります。

一つ**は食べもの**です。食べものによっても、ＮＫ細胞の数は違ってきます。どんな

ものを食べるとよいかについては、第4章で詳しくお話しします。

二つめは、**考え方や心の状態など、その人の生き方**です。

笑うと免疫力が高まることがよく知られていますが、これは笑うことでＮＫ細胞の活性が高まり、数が増えるためです。

反対に、ストレスをため込んだり、落ち込んだり、不規則な生活をしていたりするときほど、ＮＫ細胞は活性を低下させます。疲れているときに風邪を引きやすいのは、ＮＫ細胞の活性が落ち、数が減っているからです。

その延長線上に、がんの発症があります。

ＮＫ細胞の数が減り、活性を低下させた状態では、日々生まれてくるたくさんのがん細胞を殺しきれず、成長を許してしまうことになります。

つまり、風邪をよくひく人は免疫力が低く、将来、がんになる可能性が高いと考えることができるので、そういう人はより一層気をつけていただきたいと思います。

考え方や心の状態など生き方の部分からＮＫ細胞の活性を高め、数を増やす方法は、第5章で詳しくお話しします。

第2章

私が、がんの三大治療を受けない理由

がんを治すのではなく、おとなしくさせる

がんの病期は、医療の現場では「ステージ」という言葉で表されます。ステージ１（Ⅰ期）からステージ２（Ⅱ期）、ステージ３（Ⅲ期）、ステージ４（Ⅳ期）と進行の具合が示されます。

もっとも深刻なのは、ステージ４です。治療する方法はもはやない、「治癒不能」といわれる状態です。医学的に残された治療法は、抗がん剤などの薬を使った延命治療と、痛みをやわらげる緩和ケアになります。

治すことのできないがんの成長を少しでも抑え込むため、抗がん剤を使い、副作用に耐えながら過ごす毎日は大変です。その先に「治癒」という二文字があるならば、希望もありますが、「治癒不能」と診断された先も抗がん剤を使う目的とは、一日でも長く生きるための「延命」です。

そうしてがんばって延命する日々は、つらい治療とともにあることになります。

こうなると、**治療の目的とはいったい何なのか、わからなくなります。**

しかし現実に、**医師にいわれるがままに抗がん剤を使った延命治療を受け、副作用とともに人生最後のときを過ごされる人が大勢います。**医師がステージ4の患者さんにも、延命を目的に抗がん剤を投与するのは、がん治療のガイドラインにそう指示されているからです。いわばルーティンとなっています。

けれども、患者さんはそんなことを知りません。

担当医に「次はこの抗がん剤を使ってみましょう」といわれれば、「これで命が助かるのではないか」と一縷《いちる》の望みをかけたくなるでしょう。

だからこそ、がんになる前から自分の死生観を明らかにして、**「どのように生き、どのように死にたいか」を想定しておく**ことが大事なのです。

そうすれば、自分の願いを医師にきちんと伝えられ、どうすれば自分らしく生きられるのかを、医師に相談することもできるでしょう。**たとえ延命治療を受けなかったとしても、それで医師との関係が切れるわけではない**ので、心配しないことです。

私ががんになっても三大治療を受けないのは、「最期まで好きなことをして生きたいから」です。一日でも長く生きるために副作用に耐え、病床で過ごし続けるのは、「自分らしい」ことではないと思っています。

ですから、がんになったら三大治療で「治そう」とがんばるよりも、食事や生活改善でがんをおとなしくさせて、**つきあいやすい隣人へと手なずけていけたらそれでよいのです。**

ステージ1でも私は治療を受けない

では、ステージ１でがんが見つかったらどうでしょう。

いわゆる、「早期発見」といわれる状態です。

たとえ**ステージ１の状態でがんが見つかっても、80歳を過ぎた私は、やはり治療を受けない**でしょう。前述したとおり、高齢になるとほとんどの場合、がんの進行はゆっくりになります。加齢とともに新陳代謝もゆるやかになるため、がん細胞が生まれ、成長するスピードも遅くなります。

それなのに、「早期発見だから、今治療を始めれば〝治る可能性が高い〟」と手術や抗がん剤などの治療を受ければ、**免疫の働きが抑制され、大切な免疫細胞の数も減らしてしまいます。**

こうなると、再生能力や体力の落ちている高齢の体では、がんに太刀打ちできなくなってしまうのです。すると、たとえステージ1であったとしても、がんはあっというまに成長することでしょう。

75歳を超えたら、「がんを治す」ではなく、「がんとつきあっていく」と考えると、ちょうどよいと思います。がんが暴れないような食事と生活をしていけば、**がんを抱えたまま天寿をまっとうすることもできる**でしょう。

一方、若い人たちの場合は、選択が変わってきます。

細胞の生まれ変わりのスピードが速いぶん、がんの成長も早くなります。反面、がん治療に備えるだけの体力もあるでしょう。

ですから、「治癒不能」という状態でがんが見つかったのでないならば、三大治療を選択肢に入れて「この先、どのように生きるのか」を考えることも必要だと思います。

ただし、どんな状況であっても、いちばん重視してほしいのが、「どのようにして免疫力を高め、体力や気力を保っていくか」ということです。

若い世代の人であっても、食事と生活習慣によって、がん細胞が活発に成長できない体内環境をつくること以上に重要なことはないと私は考えています。

検査結果は「どう生きるか」の指針とする

私は、がんになっても三大治療を受けないと決めていますが、医療の助けは借りたいと思っています。

私の年齢になれば、がんが体内にいても共存していくことができます。それゆえに、どのような状態にあるのかは知っておきたいと思います。

その「状態を知る」ためには、検査が必要です。

多くの人は「がんは治療をしない限り、小さくなることがない」と思っていますが、免疫細胞をしっかり働かせることができれば、自然退縮させられるケースも見られます。新陳代謝のゆるやかな高齢者ほど、その可能性が高くなります。検査によって、がんが小さくなっていくことを明らかにできれば、日々の励みにもできるでしょう。

一方、若い世代の人は、がんになると医療とのかかわりは、より密接になることでしょう。病状や痛みのコントロールには、医療の助けが必要です。

「治療をする」「治療をいっさいしない」と二者択一で選ぶのではなく、自分の状態を見ながら、医療を上手に活用していってほしいと思います。

そのためにも、自分の体内の状態を明らかにすることは必要です。

がんと診断されたらまずは必要な検査を受けて、車輪がおかしいのか、油がたりなかったのか、どこを改善していけば状況を好転していけそうか、を調べることです。

ここで受ける検査は、これからがんとどのようにつきあっていくのか、自分の死生観に治療を折りあわせていくためのものです。ですから、**検査結果に一喜一憂しない**ことです。

結果にショックを受けてしまうとそれだけでストレスになり、ＮＫ細胞の活性を落としてしまいます。検査結果は、この先の自分の生き方を見定める指針をつかんだと思うとよいのです。

セカンドオピニオンを嫌がる医者はダメ

多くの人は、「がん」と診断されると、目の前にいる医者を頼みの綱のように思ってしまいます。

ですが、すべてを任せないことです。

まずは、主治医に治療方針を聞くと思います。それで納得できなかったり、不安を感じたりするならば、セカンドオピニオンを積極的に受けることを考えましょう。

私もがんになったら、セカンドオピニオンというシステムを必要に応じて活用したいと思っています。

セカンドオピニオンとは、主治医以外の、違う医療機関の医師に「第2の意見」を求めることです。そうすることで、主治医とは異なる角度から説明を受けることができます。

その説明が主治医と異なれば、治療の選択肢の幅が広がることになります。同一であれば、理解をより深めることもできるでしょう。

一昔前は、「主治医のほかに意見を求めるなんて、嫌われてしまったらどうしよう」と患者さんが思ってしまうような関係が、医者と患者さんの間にはたしかにありました。

現在は、そうしたおんぶにだっこの医療は禁忌《きんき》とされていて、インフォームド・コンセント（説明と同意）を受け、患者さん自身が納得して治療を受ける重要性が広がっています。

たしかに、医師のなかには、いまだに人の意見を聞くことを嫌がるタイプがいます。

こうした医師にかかり続けることは、がんのような大病のときほど考えたほうがよいと思います。何か間違えたことをしてしまったとき、それを改めることなく、ずっとやり続けてしまうことの多いタイプだからです。

医師は万能ではありません。これは医師である私がいうのですから、間違いないことです。医師によって考え方も異なります。だからこそ、医師は自分の考えに固執せず、ほかの意見を聞かなければいけません。他者の意見を聞き、柔軟に物事を見ていくことは、医師に不可欠な資質です。

セカンドオピニオンを頼まれ、機嫌を悪くするようならば、その人は医師の資質に欠けているとみてよいと思います。

とはいえ、実際のところ、まだまだそうした医師がいるとも聞きます。でも、それは少数派で、ほとんどの医師は「どんどん、ほかの先生の意見を聞いてください」と快《こころよ》く受け入れてくれることでしょう。

セカンドオピニオンは日野原先生の尽力の賜物

セカンドオピニオンを広げる活動の、日本での先駆けとなったのは、聖路加国際病院の名誉院長であった故日《ひ》野《の》原《はら》重明《しげあき》先生です。

日野原先生といえば、１００歳を超えてもなお現役の医師として患者さんと向きあわれ、著作も多く残され、テレビ番組にも出演されていましたので、みなさんもよくご存じでしょう。日野原先生の言葉に励まされた人は多かったと思います。医師たちの間でも、日野原先生は常に憧れの存在でした。

日野原先生は、まっすぐなお人柄でしたが、柔軟な考え方の持ち主でもありました。30年近く前、セカンドオピニオンを日本にも広めようという活動を始められたときもそうでした。欧米の医療界では広がりつつあったセカンドオピニオンは、日本ではまったく受け入れられていませんでした。

ある医療サービス企業の社長が、日本での必要性を実感し、

「日本でもセカンドオピニオンを広めましょう」

と、日野原先生に相談しました。すると先生は、

「とてもよいことですから、ぜひやりましょう」

二つ返事で答えられ、先頭に立たれたのです。

このとき、私も社長から相談を受けました。でも、あのときの私は、日本の医療現場のあり方をいやというほど思い知らされていたので、

「社長ね、あなたは日本の医療界を知らなすぎるよ。日本で受け入れられるはずがない」

猛反対してしまったのです。

日野原先生は私より30歳近くも年上でしたが、本当に柔軟な考え方をお持ちだったのです。自由気ままに生きているように見えた私のほうが、古い慣習にとらわれすぎていると、反省しました。

先生と私は、長い間この会社の医療団を結成していたのですが、このときのことはいまだに社長にチクリと言われることがあります。

「藤田先生には猛反対されたけれど、日野原先生に相談したら、セカンドオピニオンがあたりまえのことになり、医療界が変わった」

セカンドオピニオンが広がる一端には、こんなやりとりもあったのです。

セカンドオピニオンは、日野原先生をはじめ、多くの医療者や医療にかかわる仕事をする人たちが患者さんのことを思って築き上げたシステムです。**セカンドオピニオンを活用するのは、患者として当然の権利**です。何ごとも自分の人生のためと思い、遠慮せず主治医に相談することです。

あたりまえの常識を持った、理解のある医者であれば、快く相談にのり、紹介状や診断情報などをきちんと用意してくれるでしょう。

健康診断に一喜一憂するな

がんを治すためには早期発見・早期治療が大切で、それには健康診断が必要といわれます。

高度な検査機器を使って全身のがんを探し出そうとする人間ドックも広がっています。

「健康を維持するため、毎年決まった時期に健康診断を受け、がんの早期発見にも努めています」という人も多いでしょう。

国も健康長寿を達成する方策として、病気の早期発見や早期治療を重視し、健康診断の受診を奨励してきました。

しかし実は、それが必ずしも健康長寿につながるとは限らないのです。ときには逆効果であることも、最近の調査や研究から明らかになってきました。

私も以前、大学に勤めていたときは、健康診断を毎年受けることが義務化されていました。あるとき、胸部エックス線検査で肺に影があると指摘を受けました。検査の少し前に風邪をこじらせたことがあったので、そのためだろうと検査時に伝えました。

ところが、問診をした検査機関の医師は、「念のためにＣＴ検査を受けてください」

といいます。職場の検診ですから、いやいやながらも再検査を受けると、「異常」と思われる所見があるとの結果が出ました。さらに、血液検査でコレステロールと中性脂肪が少し高めとの結果もあったので、数値を下げる薬を飲んでくださいとの指導も受けました。

検査機関からは、重ねてエコー検査を受けるようにいわれました。そこまでいわれると、さすがの私も不安になり、母校の大学病院を受診して教授に診察してもらいました。当時はまだまだ若かったため、

「もし、がんでも見つかったら、どうしようか」

と、不安と焦りで頭がいっぱいでした。

そんな思いのまま1週間を過ごし、恐る恐る結果を聞きに行きました。

結果は「まったく異常なし」。「ホッとする」というより、「だから、なんでもないといったじゃないか」と、振り上げた拳《こぶし》の行き場がないような気持ちになったことを覚えています。何より不安な思いで過ごしたあの1週間、私のＮＫ細胞は活性を著しく落としていたことでしょう。

ＮＫ細胞の活性を落としては健康でいられないのに、過剰な検査は患者を不安にさせ、ＮＫ細胞の活性を低下させてしまうのです。

実際、世界中の医療機関で、私が受けたような過剰な検査や治療がたくさん行われています。それが必ずしも患者の幸せにつながっていないという研究報告もあるのです。

早期発見がマイナスになることもある

米国総合内科学会は、血液検査や尿検査、心電図などを、健康な人は毎年受診する必要はないと発表しています。これらの検査を減らしても、「人の健康や安全に影響を与えない」という米国病院医療学会の報告があるからです。

日本では、前立腺がんの腫瘍マーカーとして、ＰＳＡ検査がよく行われます。私も大学勤めのときには健康診断が義務づけられていましたから、毎回、受けていました。結果がくるたびに、「正常だった」と安心した記憶があります。

一方、米国家庭医学会では、「75歳以上の男性ならPSA検査の必要はない」と報告しています。75歳くらいになると、もし前立腺がんになったとしても、進行がとてもゆっくりであるため、今すぐ命にかかわることにはならないからです。

実は、前立腺がんは、男性ならば、歳をとれば誰でもなるがんです。自然現象といってもよいでしょう。

前立腺は、陰茎の根元にあり、栗の実ほどの大きさの臓器で、精液の一部をつくっています。ここにがんができる男性はとても多く、現在、もっとも発症者の多い男性のがんが、前立腺がんです。

なぜ、発症者がこれほど多くなっているのでしょうか。

前立腺がんになる原因としてよくいわれるのは、食の欧米化や肥満、加齢、遺伝などです。食の欧米化とは、肉などの動物性脂質の摂取量が増えて、野菜や大豆などの摂取量が減っていることです。ただ、それらの原因はあらゆるがんに共通することで、前立腺がんに限ったことではありません。

では、前立腺がんの患者が増えている真の原因はなんでしょうか。

ＰＳＡ検査が広く普及したからです。

ＰＳＡとは「前立腺特異抗原」の略で、前立腺の上皮細胞から分泌されている物質のこと。がんや炎症などによって前立腺の組織が壊れると、それが血液中に漏《も》れ出します。このため、血液検査によってＰＳＡの数値を見ると、前立腺の異常がわかるのです。

ＰＳＡの数値が高い場合、前立腺がん、前立腺肥大症、前立腺炎などが疑われます。より詳しい検査が必要となった場合、前立腺の組織を針でとって調べることになります。

このＰＳＡ検査の登場によって、前立腺がんの早期発見が可能となりました。

医療界では、がんの治療は「早期発見・早期治療が重要」といいます。がんがまだ小さなうちに手術でとり除くことが、命を守るためには大切だとされています。

ところが、ＰＳＡ検査によって、前立腺がんの早期発見者が増えているのに、死亡率は大幅に減ってはいないのです。もともと前立腺がんは、ゆっくり進行していく性質を持っているため、それが直接の死因にならないことが多いためです。がんが成長している間に、患者さんは別の病気で亡くなる、ということのほうが多いのです。

このように、ＰＳＡ検査は死因にならないがんを多く見つけ出してしまう、という側面を持っています。

こうしたことから、厚生労働省は「厚生労働省研究班／国立がん研究センターによるがん検診有効性評価ガイドライン」（平成30年）にて、ＰＳＡ検査については、「個人の判断に基づく受診は妨《さまた》げない」としつつも、「推奨しない」とし、その理由を「証拠不十分」としているのです。

逆に、早期発見によって手術を受けたことで、合併症を起こす可能性は高くなります。

前立腺は、尿道をとり囲んでいます。陰茎や肛門も近くにあります。そのため、尿失禁などの排尿障害、便失禁などの排便障害のほかに、勃起不全などを起こすケースがめずらしくないのです。いずれも患者さんの生活の質を著しく低下させてしまう症状で、外出がままならなくなる人もいます。

実際、**前立腺全摘手術を受けた約５人に１人が尿パッドを長期間使う必要のある状態になり、３人に１人が長期間の勃起不全を経験する、**との報告もあります。

こうなってくると、早期発見が本当によいことなのか、わからなくなってくるのです。

私が推奨しない５つの検査

日本では、がんに罹患する人が２人に１人、がんで死亡する人は３人に１人と推計されています。ですから日本人は、がんを早期発見することに一生懸命です。

そうしたなか、地域医療機能推進機構（ＪＣＨＯ）の徳田安春医師らは、「推奨しない検査」について次の５つのリストを作成しました。

①　症状のない成人に対するＰＥＴ‐ＣＴを使ったがん検診

②　症状のない成人に対する腫瘍マーカーを使ったがん検診
③　症状のない成人に対するＭＲＩを使った脳検診
④　とくに異常のない腹痛に対する習慣的な腹部ＣＴ
⑤　医療提供者の利便性のために尿道カテーテルを留置すること

まず、①からどのような検査か、簡単に説明しましょう。

ＰＥＴとは、「陽電子放出断層撮影」の略。放射能を含む薬剤を体のなかに投与して、特殊なカメラで全身を撮影する装置です。この放射性薬剤には、「18Ｆ－ＦＤＧ」という物質が含まれます。これは放射線を放出し、ブドウ糖によく似た性質を持ちます。

がん細胞は、活発に増殖するために、正常細胞より3〜8倍、多いものでは20倍ものブドウ糖を消費します。そのため、がんがあると、患者の体内に入れた18Ｆ－ＦＤＧががん細胞に多く集まります。それを特殊なカメラで撮影すると、18Ｆ－ＦＤＧが光って見えるのです。

ただ、その画像はあまり鮮明ではありません。そこで、画像診断に優れたＣＴと組みあわせたものがＰＥＴ‐ＣＴです。

ＣＴは、エックス線を使って撮影する装置です。体を輪切りにする形で写真を何枚も撮り、がんの形や大きさ、どの臓器のどの部分にがんがあるのかを画像化します。

これとＰＥＴを一体化させることで、一度の撮影で全身のＰＥＴ画像と鮮明なＣＴ画像を得ることができます。

では、②の**腫瘍マーカー**とは、どのようなものでしょうか。

体のなかに腫瘍ができると、たんぱく質や酵素、ホルモンなどそのがん特有の物質が血液中に増えていきます。それを腫瘍マーカーといいます。

現在、数多くの腫瘍マーカーがわかっています。前述した前立腺がん検査のＰＳＡも、腫瘍マーカーの一つです。

腫瘍マーカーは、血液検査という簡単な方法でできるのが大きなメリットです。

ただし、数値が高いからといって、腫瘍が必ずあるというわけでもなく、その腫瘍が悪性かどうかまで診断できるものでもありません。そのため、数値に異常があった場合、より詳しい精密検査を受けることが求められます。

③のＭＲＩは、「磁気共鳴画像」の略です。強い磁石と電磁波を使って、体内の状態を断面像としてとっていく検査です。ＣＴのようにエックス線は使わないので、被曝する心配がありません。ただし、電磁波を浴びるので、活性酸素を発生させるリスクは高いといえます。

④のＣＴは先ほどお話ししました。なお、⑤については、ちょっと別の話になるので、ここでは省《はぶ》かせていただきます。

医師が少ない地域のほうが、寿命がのびている

前述の検査は、すべて高度なものです。高度な検査を受ければがんの発見率もその分上がり、安心できるかもしれません。しかし、高額な費用がかかりますし、患者さんの心理的負担も大きくなります。時間のかかる検査ならば仕事を休む必要もあるでしょう。

アメリカでは、**医療費の３分の１が必要のない検査や治療に使われているとも**報告されています。日本でも、前記の５つに限らず、必要のない検査や治療が多く行われています。

「高度ながん検診を受けているから大丈夫」とその結果を安心材料として生活習慣がおざなりになれば、検査そのものがむだにもなります。がんを防ぐには、細胞の老化のスピードを速めないような習慣を毎日の生活で築くことが欠かせないからです。

実際、１９６５年以降、30年間の各都道府県の平均寿命ののびを調べたところ、医療機関が多い**都市部よりも、医師や施設が不足している地方のほうが、寿命がのびているこ**とがわかっています。

介護についても同じです。一般に、財政が乏しく、人口当たりの病院や特別養護老人ホームの病床数が少ない自治体ほど、要介護の割合が低く、結果的に健康寿命が長くなるという報告もあります。

なぜ、こうしたことが起こるのでしょうか。

いちばんは、**「自分の健康は自分で守る」**という意識の問題です。

「医者や介護施設には頼れない」と思えば、毎日の生活のなかで自分を律していくしかありません。

「病気になったら病院に行けばいい」「介護が必要になったら、介護サービスを利用すればいい」と頼れるものがあるという気持ちは、往々にして甘えを生みます。

この違いが、前述の統計には表れています。

ピンピン生きて、コロリと死ぬ。私たちが憧れるこの死生観は、医療に頼りっぱなしでは、絶対に実現できないのです。

こんな自覚症状からがんを見つけられる

私は大学を退職してから、がん検診を受けていません。

ただ、糖尿病を持っているので、こちらの検査は定期的に受けています。今ある持病には、きちんと向きあう必要があると思うからです。糖尿病をコントロールする食事を心がけつつ、医療的な診断も受け、自分の体内環境を整える指標としています。

でも、**なんの症状も出ていないのに、病気をわざわざ探し出すような検診を受けることを、私はしません。**75歳を過ぎた人は、とくにがん検診はいらないと思います。前述したように、75歳を過ぎた体はがんとつきあいやすくなっている一方、三大治療を受けることで命を縮めることになりかねないからです。「がんは老化現象なのだから、もしもがんになったとしても治療を受けない」と決めていれば、検診を受ける必要はないでしょう。

実際、天寿をまっとうした人を解剖してみると、実はがんがあったとわかることがたびたびあります。高齢になると、がんが体内にあっても自覚症状がない人が多いのです。

一方、60代までの人の場合は、がん検診を受けるかどうかは、ご自身の死生観に照らしあわせて決めるとよいと思います。

なお、がんは自分で気づくことも多くあります。健康に留意した生活をしている人ほど、がんという異変に対し、体が送ってくるＳＯＳを敏感にキャッチできるでしょう。

一つには、味覚が変わることが多く見られます。また、急に自分から以前と違う匂いがしてきたときにも要注意です。匂いでがん患者を見つける「がん探知犬」がいますが、自分でわかることもあります。

食道がんや胃がんなどは、食事での違和感ががん発見のきっかけになることがあります。

大腸がんの場合、血便が出ることが多く見られます。「痔かも」と思っていたら、大腸がんだったという話はよく聞くところでしょう。

肝がんは、疲労感が強く、全身にかゆみが現れることがあります。

胆管がんでは、発熱や腹痛などが起こります。また、黄疸《おうだん》も現れます。

黄疸は、最初に眼球の白目の部分が黄色くなり、やがて皮膚も黄色くなります。ただ、私たち日本人のような黄色人種は、皮膚の黄疸を自覚するのが難しいところもあります。ですので、白目が黄色く、倦怠感や皮膚のかゆみ、食欲がない、眠れないなどの症状が同時に起こっているかを、観察するとよいでしょう。

このような黄疸の症状は、肝がんや胆のうがん、すい臓がんなどでも見られます。

さらに、男性に多い前立腺がんの場合は、尿が出にくい、排尿時に痛みがある、尿や精液に血が混じるなどの症状が見られます。

女性に多い子宮頸がんは、性交時に出血したり、濃い茶色のおりものが増えたり、水っぽいおりものや粘液が多くなったりします。子宮体がんは、自覚症状で多いのは出血です。月経以外のときや閉経後に出血があったときには、その可能性があります。

乳がんは、もっとも自分で発見しやすいがんといわれています。乳房にできたしこりを外から触れることができるからです。

がん検診を受けていなかったが、こうした自覚症状からがんが見つかったケースもよく見られます。

「ステージ4だから」とあきらめない

「がんが見つかったけれど、ステージ４と診断された」と落ち込んでしまう人が大勢います。ステージ４とは、「治癒不能」とされる段階。このとき、あとどのくらい生きられるか、余命を宣告される人も多いでしょう。

しかし、**生きたいと願うならば、生きることをあきらめない**ことです。医師から告げられる余命など、**ただの統計上の数字**です。


私は今、講演活動をライフワークの一つとしています。これまでの研究人生で明らかになった、免疫力を高めて健康を増進する方法を、一人でも多くの人に直《じか》に伝えたいと願っているからです。

その講演活動のなかで、２カ月に１回、招かれている健康フォーラムがあります。

このフォーラムでは１年に２〜３回は、プロスキーヤーの三浦雄一郎先生、広島大学元学長の原田康夫先生、真言宗総本山東寺の前教化部長の土口哲光住職と4人で講演します。

三浦さんが、何歳になっても、たとえ病気を持っていたとしても、夢を持って人生を楽しむ大切さを説き、土口さんが仏教の世界のありがたいお話を聞かせてくれます。原田先生は、世界最高齢のオペラ歌手として今も活躍されています。そこで、原田先生には最初と最後に、オペラの曲をエネルギッシュに歌ってもらい、みなさんの心を元気にしてもらいます。

私は、どうすれば免疫力を高めることができるのか、という医学的な話をします。

4人で力をあわせて、フォーラムに来てくれた人たちに少しでも元気になって帰ってもらおうと努めています。

というのも、ここに来る人の多くが、がんを患っているのです。

そうした人たちが、食事と生活を変えていくことで、お会いするたびに元気になっていきます。初回、つえをつきながらやっとの思いで参加されてきた人が、1年後には自分の足だけで歩き、「先生、こんなに元気になったよ」とうれしそうに声をかけてくれるようになるのです。あるとき、私が体調を崩していると、「先生は、私たちを元気にしてくれる立場なんだから、病気をしていてはダメじゃない」と反対に励まされたこともありました。

80代の女性は、フォーラムで会うたびにきれいになっていくので、「どんどんきれいになっていきますね」といったら、「本当？　そう思います？」と顔をほころばせていました。食事と生活を変え、体のなかから元気になっていくと、肌質も表情も違ってくるのです。

食事を変えることでがんと共生できる

このフォーラムを主催する会社は、食事が何よりも大切として、週に1回、１００人ほどの参加者を集めて食事会を開いています。どのような食事をすると免疫力が上がり、がんをおとなしくさせるのに役立つのかと、実体験として参加者につかんでもらうことがねらいです。同時に、同じ悩みを持つ人たちとおしゃべりをし、生きる意欲を高めてもらっているのです。

ここの社長は女性で、食事は毎回社長自らつくります。非常に勉強熱心な社長で、がんを克服するには「食育こそ大事」という強い信念を持っています。実は社長もがんを経験している一人なのです。

参加者には、がん末期で「手の施《ほどこ》しようがない」と医師にいわれた人たちも大勢います。延命のための治療はせず、食事と生活を変えることで免疫力を上げていこうと、自らの選択で参加しています。

実際に、ステージ４と診断された参加者の多くが、がんと共存しながら、自分の人生に輝きをとり戻していかれます。余命３カ月と医師に診断されながら、何年もの間元気にしている人たちもいます。

がん治療を専門とする医師の多くは、こうした人たちを「エビデンスがない」「偶然だろう」といいますが、**食事を変えることでがんと共生する人たちが大勢いるのは事実**です。

こう考えると、ステージ4と診断され、延命のための治療を受けることに、どんな意味があるのだろうとつくづく思ってしまいます。

なお、がんが起こるのは、前述したように免疫力の低下が大きな原因です。免疫力が弱っていれば、感染症にもかかりやすくなります。

ところが、新型コロナウイルスが拡大しつつある現時点（2020年8月）、ここの参加者に発症者は一人も出ていません。食事会は愛知で開かれていて、愛知は新型コロナウイルスの感染が確認される陽性率が全国でもとても高い状態にあります。それでも、感染者ゼロを保てているのは、参加者の免疫力が、がんを患いながらも、それだけ上がっていることを表しているのでしょう。

治癒不能の患者も食生活の改善で元気になる

京都大学の名誉教授の和田洋巳先生（現・からすま和田クリニック院長）は、食事の大切さを伝えておられるがんの専門医です。

和田先生ともよく一緒に講演会を行っているのですが、ご自身もスキルス性胃がんを発病されています。和田先生が大学を退職されてまもなくと聞いているので、63歳のころでしょう。

スキルス性胃がんは、悪性度が高くて再発しやすいがんです。和田先生は初期のものでしたが、胃をほぼ全摘されました。その後は、がんが活動しにくい食事をし、規則正しい生活をすることで、再発も転移もしていないとのことです。

京都大学におられたころ、和田先生は肺がん手術の名手として知られた外科医でした。

ただ、どんなに完璧と思える手術をしても、約4割の患者さんに再発が起こったそうです。手術後、再発予防のために、推奨されている抗がん剤治療を行っても、再発は生じました。

あるとき、和田先生が「治癒不能」と診断した患者さんが、5年以上たって外来にやってきました。当然、亡くなってしまっただろうと思っていた患者さんでしたから、和田先生はおおいに驚かれました。するとその患者さんは、

「ワラにもすがる思いで食生活を見直してみたらこうなりました」
といわれたそうです。

これが、和田先生の大転換点になったそうです。

治癒不能であったはずの患者さんが、食生活を改善したことで5年以上も生き、そして元気になっている。この衝撃的な出来事をきっかけに、独自の研究を熱心に行い、「がんをおとなしくさせるための食事」を確立されていきました。

このあたりのいきさつや和田先生が推奨される食事方法については、『がんを生き抜く最強ごはん』（毎日新聞出版）に詳しく記されていますので、興味があったら、ぜひ一読されるとよいと思います。

事実、和田先生のクリニックでは、主に食生活の改善によって、ステージ４の患者の約25パーセント、数にして約３００人もが長期生存をはたされているそうです。その治療成績は年々上がり、まもなく3割に達する見込みとのことです。

しかも、５年生存率が5パーセントに満たないステージ４の肺がんの患者さんの場合、**転移が見つかってから5年以上生きておられる方が約6割にもなる**とのことでした。

この和田先生の臨床結果を見ても、人ががんと上手につきあっていくには、食事が何よりも重要であることがよくわかります。

科学的エビデンスだけでは測れない

食事の重要性を私がお話しすると、「食事でがんが治ったというエビデンス（科学的根拠）はない」と反論を受けることがあります。

では、そのエビデンスとは何でしょうか。

食事とは、人の日々の営みです。私たちがとった栄養が、約37兆個の細胞に行きわたり、新陳代謝の材料になります。現代的な生活で過剰発生しやすい活性酸素の害を抑える栄養素もあります。詳しいことは後述しますが、ミトコンドリアエンジンを効率よく動かす潤滑油にもなります。

このように、細胞から健康になっていくための食事は、「何か一つの食品をとったから」、あるいは「特定の食品をやめたから」といって実現するものではありません。細胞が欲するように、多種多様な栄養素を与え、細胞を劣化させるいくつもの物質をできるだけとらない食事によって叶《かな》うことです。

ところが、食事とエビデンスを結びつけると、「この食事療法をしていた人が本当にがんがよくなったのか」「この食品をやめたらがんが消えたのか」というデータが重視されることになります。

しかし食事とは、そんなに単純なものではないでしょう。

現代社会では「数値化できるものをなんでもありがたがる」傾向が強く見られます。しかし、生物学や医学があつかう事象は、複雑でなかなか数値化できないものが多いものです。

それは、人間の体も、そして私たちがとる食事も同じです。

人間の体ほど複雑なものはありません。そんな体が栄養素をどのように組みあわせて細胞の劣化を防いだりするのか、明快な数値だけで表すことができるでしょうか。

それでも何とか数値化しようと現代社会では考えます。そして、数値化できないものには、「エビデンスがない」とレッテルを貼り、うさんくさいと切り捨てます。

しかし現実には、とくに**病気に関しては、○か×かはっきりしない、ファジーなことのほうが多い**ものです。ところが、ファジーな体や病気を数値化し、○か×かで瞬時に決めてしまうような考え方が、医療界には深く浸透しています。

でも、患者と医療者が深く向きあったときに大切になってくるのは、人間としての感覚です。

私たち人間は、古来、どのような場合においても、物事の良し悪しを感覚あるいはセンスというもので判断してきました。そのとき、脳ではいつもバランス感覚が働いていたのです。数値化することが先行すれば、感覚やバランスといったものが衰退するのは当然の結果です。

どんなものでも、必ずよい面と悪い面があります。よい面だけのものはありません。バランス感覚を忘れて数値評価だけに頼ると、物事は単純化されます。○か×かに定められてしまうのです。そのほうが、判断は簡単です。しかし、**○か×かでは表せな**

い人としての感覚や、ファジーな部分はすべて省かれることになります。

そんな「○×感覚」しか持てない人物ではなく、人としてのバランス感覚を持った人物に主治医になってもらいたい、と願うのは人として当然のことではないでしょうか。医師である私もそう思います。がんになったとき、そうした医師を自らのバランス感覚で探すことも、大切な作業の一つとなってくるでしょう。

日本の医師よ、食を「二の次」だと考えるな

高度経済成長を実現する過程で、物質的に豊かで、便利に快適に暮らせる欧米風の社会こそが文化的である、という考え方が日本に根づきました。

結果、日本人としての生きる知恵や基本となる食の大切さが忘れ去られていってしまったことは、たしかだと思います。

ところが今、味噌汁、納豆、豆類、漬け物、魚、そして玄米や五穀米などの全粒穀物、昔から日本人が食べてきた日本型の食の長所が、世界中の栄養学者に注目されて

います。

「極めて栄養が豊かでバランスがよい」「カロリー摂取量が理想的」として、日本型の食に勝る民族食はないとも讃《たた》えられています。

しかし困ったことに、当の日本人が日本食のすばらしさを忘れ、その食文化を大切にしていません。実際、毎日の食卓も、和食より洋食のほうが多くなっていないでしょうか。

これからお伝えするのは、私の古くからの友人、小泉武夫先生（東京農業大学名誉教授）から聞いたお話です。

ドイツのニュルンベルクという街に行ったとき、チーズ売り場の前を通りかかると、高校生くらいの少年がチーズづくりに使う発酵菌について「ラクトバチルス」や「ペニシリウム」といったラテン語の学名を使って、お店の人にさかんに質問していました。

日本では大学で微生物学や発酵学を学んでいる大学生でもなければ知らない学術用語を、ドイツの高校生が話していることに驚いた小泉先生は、その少年に理由を尋ねました。

するとは、

「自分たちの食の文化を次の世代に伝えられるように、食べものについて学校でしっかり勉強しています」

と答えたそうです。


日本で食べものについて、とくに日本の伝統食について勉強している学校がどれほどあるでしょうか。医科大学でさえも、カリキュラムに栄養学はあるものの、専門の教官をほとんど置いていません。

一方、中国の医学部では、カリキュラムのなかで「食」が中心にあります。「医食同源」、つまり「医と食は根本的に同一」という考え方があるからです。

最新の医術があったとしても、生命のもととなる食べものを中心とした身体システムを学ばなければ本当の健康をもたらすことは難しいという考えが、中国の医学には根づいているのです。

ところが、病気を予防し、健康体を追求するはずの日本の医学が、最新の医術を手に入れることにのみ奔走し、健康体の本質を知ろうとしていません。そうした医学教育で育った医師ほど「食事なんて二の次」と考えてしまうのは、しかたがないのかもしれません。

センテナリアン（百寿者）には慢性炎症が少ない

人生100年時代、私たちは誰もが100歳まで生きる可能性を持っています。

そんなに長生きしたくないよ、と思う人も多いでしょうが、「がんにはなりたくない」と思う気持ちも強いでしょう。その先につらい治療が待っていると思うからです。

それならば、がんにならないように生きていくことです。

がんは一種の老化現象なので、長生きするほど発症しやすいことは前述しました。

でも、がんにならない生き方を続けていけば、がんの成長を抑え、共存していけるはずです。

では、がんにならない生き方とは、どうすればよいでしょうか。

１００歳を超えてなお元気な人の生き方を見習うことです。

１００歳以上の百寿者のことを「1世紀（センチュリー）を生きた」という意味で「センテナリアン」と呼びます。センテナリアン共通の特徴として注目したいのは、とにかく慢性炎症が少ないことです。

がんを抑えて健康長寿を得るには、この慢性炎症を抑えることが欠かせません。

炎症とは、体のなかの「火事」のようなものと考えてください。これは、免疫の働きによって起こります。

なんらかの原因で免疫のバランスが崩れると、免疫細胞の攻撃と防御のバランスも急激に乱れます。体の細胞のなかに、「攻撃命令」を過剰に伝える細胞が現れ、免疫細胞はその細胞を援護し続けてしまうのです。すると、防衛軍であるはずの免疫細胞が、その人自身の体に矛先《ほこさき》を向けるようになって、傷つけ始めることになります。

慢性炎症はこうして起こってきます。そして、多くの病気を引き起こします。近年、糖尿病や脳血管疾患などの生活習慣病に加え、がんの原因になるものとして、慢性炎症は注目を集めています。

慢性炎症は、急性炎症とは異なるものです。ケガをしたり細菌に感染したりすると、発赤《はっせき》、腫脹《しゅちょう》、発熱、疼痛《とうつう》、機能障害といった５つの特徴を表す急性炎症が起こります。この急性炎症は、ピークを過ぎればだんだんともとの正常な状態に戻ります。

しかし慢性炎症は、急性炎症のような５つの特徴を示さないまま、低レベルの炎症反応が持続して慢性化していきます。このくすぶった状態がじわじわ続くことで、細胞の老化を引き起こしていくのです。

では、何が免疫の攻撃と防御のバランスを崩すのでしょうか。

一つには、高齢化があります。また、肥満も大きな問題です。それにも増して危ぶまれるのが、腸のなかで起こる慢性炎症です。

腸は、全身の免疫の要である器官です。人体最大の免疫器官なのです。その重要な臓器に慢性炎症が起これば、免疫のバランスも崩れ、全身の慢性炎症へとつながりやすくなるのです。

がんになりやすい人は、ＣＲＰの数値でわかる

体のなかで慢性炎症が発生しているかどうかを調べるには、**ＣＲＰ（Ｃ反応性たんぱく）の値を見るとよい**でしょう。この数値を見れば、将来、自分ががんになりやすい状態にあるかどうかもわかります。

ＣＲＰとは、体の炎症や組織の破壊が起こったときに、血液中に増える物質です。肺炎球菌に感染した患者から初めて発見された物質で、「肺炎球菌が持っているＣ多糖体に反応して結合するたんぱく質」という意味の英語の略から、ＣＲＰという名前がつきました。

日本人間ドック学会によると、ＣＲＰの基準範囲は０・30㎎／dL以下です。要注意は、０・31〜０・99㎎／dL、慢性炎症があると１・00㎎／dL以上になるということです。

無作為に80歳以上の高齢者の１００人のＣＲＰを調べたところ、０・31〜０・99㎎

／dLの数値の人が多く見られました。

これに対し、１００人のセンテナリアンのＣＲＰを調べてみると、ほとんどの人が0・30mg／dL以下であることがわかりました。それはつまり、体内の慢性炎症が少ないということです。

慢性炎症が少なければ、細胞の老化も起こりにくくなります。がんも起こりにくいのは、間違いありません。私たちがめざしたいのは、ここです。

そのためには、腸の慢性炎症を改善することが先決です。

では、どうするとよいでしょうか。腸の健康を増進するのも、第一はやはり食事なのです。食事の内容で、腸の慢性炎症の状態はまったく違ってくるのです。

第3章

がんを知れば、がんとのつきあい方が決まる

バツイチ男はがんになりやすい

「この人はがんになるな」ということが、私にはだいたいわかります。
生物として不自然な生き方をしている人はだいたいがんになります。
たとえば……

お酒を大量に飲む人。
朝方まで起きていて、昼過ぎまで寝ている人。
こんなものを食べたら健康によくないだろうなと思うものを平気で食べる人。
ストイックになんでもがんばりすぎる人。
睡眠時間を削っている人。
がまんばかりして、不満や不安を心にため込んでしまう人。
ストレスの大きな環境にどっぷりつかっている人。
孤独感の強い人。

こうした人たちは、見ているとだいたいがんになっています。がんになるのは老化現象の部分が大きいのですが、生物として不自然な生活が、細胞の老化を引き起こしていることも、ぜひ自覚してほしいと思います。

実際、私の弟もそうでした。40歳を過ぎて妻と別居した弟は、離婚に近い生活を最期まで続けていました。誰かとの会食でもなければ、夕食はコンビニ弁当やレトルト食品ですませることが多かったのです。

だから、私は何度も注意したのです。

「おまえね、電子レンジでチンしてすぐ食べられるようなものばかりとっていると、がんになるぞ。目先の楽ばかりを選んで、自然のものをもっと食べないと、あとでつらい思いをするんだぞ」

でも、整形外科医として多忙を極める弟の耳には、私の声は届きませんでした。

入院中も寂しそうでした。

彼の妻や子どもたちは見舞いに来なかったようで、病室はいつもガランとしていました。

最近の統計では、**「40歳で離婚した男性は、そうでない男性に比べて寿命が10年も短い」**という結果が出ています。

独身の男性も、やはり既婚男性より寿命が短くなります。孤独からくるストレスはそれほど強いということです。

一人ご飯や一人酒もよくありません。食事中に寂しさやわびしさを感じると、免疫力をいっきに低下させてしまうことがわかっています。

では、一人暮らしの人はどうするとよいでしょうか。

自分で調理することを楽しみましょう。**自宅で食事をする際には、できるだけ自然のものを食べる**ことです。どんなことをポイントに用意するとよいかは、第４章で詳しくお話しします。

外食の際も、定食屋など厨房で手づくりする店に入り、野菜を多めに、ご飯は少なめに食べるとよいでしょう。

遺伝が原因となる確率は5パーセントにすぎない

「親ががんで死んだから、自分もがんになるのではないか」

そう心配する人は多いでしょう。「がん家系」という言葉を信じている人もいます。

でも、さほど心配することはありません。

たとえがんになりやすい遺伝子を持っていたとしても、それは大きな問題にならないからです。

がんになる95パーセントは、環境が原因とされています。遺伝子の影響でがんになる割合は、わずか5パーセントにすぎないといわれています。

これは、「遺伝子とは、生活環境や食事によって性質を変える」という特徴を持っているためでもあります。

先天的には同じ遺伝情報（ゲノム）を持っていたとしても、後天的な環境によってゲノムが変化し、細胞レベルの形質が異なってくるという「エピジェネティクス（後天的遺伝子制御変化）」の研究が、今、さかんに行われています。

簡単にいえば、「自分の生きている環境を変えれば、遺伝子も変化させられる」という考え方です。

以前、ハリウッドスターのアンジェリーナ・ジョリーさんが、乳がんの予防のために、両方の乳房を切除し、再建する手術をしたというニュースが話題になりました。アンジェリーナさんの母親は乳がんにより56歳で亡くなりました。彼女が遺伝子検査を受けると、乳がんになる確率は87パーセントと診断されたとのことです。がんになる前から乳房を切除することが、アンジェリーナさんの死生観で、がんとのつきあい方と考えれば、誰かが何かをいうことなどできません。

ただ、私が違和感を覚えたのは、日本のマスコミが「がん予防に新たな道が開かれた」などと言って、乳房の予防切除ができる病院リストまで報道したことです。

遺伝子は、親から受け継いだものをそのままの形で一生持ち続けるわけではありません。

環境を変えるという自分の意思で、変えられるものでもあるのです。

たとえ**がんの遺伝子を持っていても、発症しないよう変化させることは可能**です。それがエピジェネティクスという考え方です。

２０１０年には、アメリカの科学アカデミーが発行する定期刊行物（ＰＮＡＳ）に、「生活習慣病の危険因子が長寿に及ぼす影響」を調べた論文が掲載されています。ベークマン・Ｍ博士は、１００歳以上の約１７００人の百寿者と若年群の遺伝子領域の全ゲノム（染色体のセット）を調べました。

結果、病気のリスク遺伝子の保持率において、両者に差はまったくありませんでした。１００歳以上まで生きている百寿者は、さぞ恵まれた遺伝子を持っているのだろうと、それまでは考えられていました。

でも、そうではありませんでした。

百寿者も若年者と同じように病気の遺伝子を持っていたのです。

では、１００歳以上を生きるか、早くして病気になるかの違いはどこにあるのでしょうか。

それこそ、病気の遺伝子を目覚めさせないような生活習慣にあったのです。

がんは、親子で発症するケースが多く見られます。これを「遺伝」と考える人が多いのですが、**親子は生活習慣や食の好みがよく似ています。**その生活習慣や食の好みが遺伝子に働きかける力が、実は大きいのです。

味覚が変わったらがんを疑え

がんにかかると、そのサインが現れることがあります。

わかりやすいところでは、食の好みが急に変わることです。

私の知人に、京都のお寺の住職がいます。住職は、それまでアイスクリームを食べたことなどなかったのに、急にアイスばかり食べるようになりました。

「これはおかしい」とまず気づいたのは、まわりの人たちでした。周囲のすすめもあって、病院を受診すると、スキルス性の胃がんであることがわかったのです。

がん細胞は、自分の成長に優位な体内環境をつくろうとします。とくに、それまでまったく好きではなかったのに、**甘いものや冷たいものを無性に食べたくなったときは要注意**です。がん細胞は、「解糖エンジン」というエネルギー産生方法で成長する細胞で、「高糖質・低酸素・低体温」の体内環境をとにかく好むのです。

　呼吸の変化も重要なポイントです。呼吸が浅くなりがちだったり、息をつい止めてしまうことが多くなったりした場合には、がん細胞が低酸素の体内環境をつくり出そうとしているのかもしれません。

　ですから、味覚が変わった、以前と違った呼吸のしかたをしているなどと自覚することがあれば、医療機関を受診し、がんが発症していないかたしかめるとよいと思います。

　なお、住職にスキルス性の胃がんが見つかったのは、6年前のことでした。

スキルス性の胃がんは、5年生存率が7パーセント未満という難治性のがんです。

私は住職に、ご飯などの主食や甘いもの、アイスクリームなどの冷たいものをやめて、野菜や魚、肉をきちんと食べること、そして朝食を抜いて絶食時間を毎日長く持つように伝えました（どうして朝食を抜くとよいかについては、第４章でお話しします）。

住職は、私の教えをしっかり守ってくれたようです。先日、とてもうれしい電話をもらいました。がんが消えたというのです。主治医の国立医大の学長も「スキルス性の胃がんが消えるなんて、こんなことは初めてだ」と驚いていたそうです。

活性酸素が、がん細胞の数を増やしてしまう

私たちの体内では、１日に数千個、多い人では１万個ものがん細胞が生まれてきています。この数の差も、食べものや生き方によって、違ってきます。ストレスをため込んだり、悪い食べものをとったりしていると、１日に発生するがん細胞の数が大幅に増えてしまうのです。

これは、「活性酸素」という物質のしわざです。

活性酸素とは、私たちの体内で日々発生している、非常に酸化力の強い物質です。

たとえば、鉄が酸化すると赤茶に変色してボロボロになります。りんごは皮をむいて放置すると変色して味が落ちます。

これらは、酸素が起こす劣化の現象です。活性酸素の酸化力は、その酸素の力をはるかに上回るのです。

活性酸素は強い酸化力で、体内の細胞を酸化していきます。酸化とは劣化すること。すなわち、老化の原因です。しかも、核のなかで眠るがん細胞を目覚めさせることにもなるのです。

なぜ、こんなに危険な物質が、日々、私たちの体内で発生するのでしょうか。

実は、活性酸素の発生は、免疫の働きの一つでもあるのです。

免疫細胞のなかには、外から侵入してきたウイルスや細菌などの異物を見つけると、活性酸素を噴射して異物を劣化させて排除する性質を持つものがいます。

そうやって免疫は、活性酸素を使うことでも、異物から体を守っているのです。

免疫システムにとって、病原体やがん細胞は、放置してはいけない異物と認識されています。同時に、１万年前に出あったことのない物質も、免疫システムには異物なのです。私たちの体を構成する細胞は、１万年前から変わっていないためです。

１万年前とは、人が裸同然の姿でジャングルや草原で暮らしていた時代です。そのときと同じ細胞のままで、人類は今日まで命をつないできました。足の長さやあごの形などは変わっていますが、細胞はそのまま、免疫細胞の働きもそのままです。

人類の最初の祖先がチンパンジーとわかれたとされるのが、およそ７００万年前。これに対して、地球上に生命が誕生したとされるのが38億年前です。生命の進化史からみれば、１万年とは「まばたきをするほんの一瞬」にすぎません。こんな短い期間では、生物の細胞は変わらないのです。

ところが、人の暮らしはまるで変わりました。

人類は「文明や文化を創造する生物種」です。１万年という短い期間で、ジャングルや草原といった環境をこんなにも快適で、効率的で、清潔な社会に変えてきたのです。

しかし、そこには大きな「落とし穴」がありました。

それは、私たちの体の細胞も免疫細胞も、１万年前から変わっていないということです。

私たちの生活環境には、１万年前になかったものであふれています。それが体内に入ってきたり、ふれたりしたときも、免疫細胞が反応し、活性酸素を発生させます。具体的には、**化学合成された食品添加物や農薬、たばこ、水道水のなかの塩素や化学物質、汚染された大気に含まれる化学物質など**です。

また、電化製品から発せられる電磁波も活性酸素を発生させる原因になります。電車に乗るときにＩＣカードで改札を通過する際にも、自宅で電化製品を使っている際にも電磁波が飛んでいます。体と近距離で使うスマートフォンやパソコンなどは、もっとも電磁波を浴びやすい機器といえるでしょう。

こうしたものに免疫細胞が反応したとき、私たちの体内では活性酸素が発生しています。その量が人体の対応能力を超えて発生してしまうと、がん細胞が目覚めやすい体内環境になります。

つまり、**より文明的な暮らしをしている人ほど、がん細胞を生み出しやすい状態にある**ということです。

とくに、封を開けるだけ、電子レンジで加熱するだけ、お湯を注ぐだけで食べられるような現代的な食品で食事をすませがちな人は要注意です。多くの化学合成された食品添加物が使われているからです。化学合成品は、1万年前にはなかったものです。

近年、若い世代のがんが増えています。若い世代の人ほど、化学合成された食品添加物を使った食品をとることに抵抗がなく、スマホを長時間手放せずにいるでしょう。がんが増えている一因には、活性酸素の害で細胞が老化し、たくさんのがん細胞を日々目覚めさせていることも大きいのではないか、と私は考えています。

がん細胞は、先祖返りした細胞である

活性酸素は、エネルギーの産生の過程でも発生します。

私たちの体は、細胞内で産生されるエネルギーを使うことで、あらゆる活動を行っ

ています。動くこと、考えることだけでなく、生命にかかわるあらゆる活動が、エネルギーを消費することで行われています。ですから、エネルギー産生量の多い人ほど、エネルギッシュに動いたり考えたりでき、生命力も旺盛《おうせい》です。免疫力も強く保たれます。

この重大なエネルギーの産生経路は、二つあります。
一つが、糖質を使ってエネルギーを産生する「解糖系」、もう一つは酸素を燃焼させてエネルギーを産生する「ミトコンドリア系」です。

つまり人の体は、二つの異なるエネルギー産生系を有するハイブリッドエンジンを搭載している、ということです。

そこで私は、これらをわかりやすくお話しするために、**「解糖エンジン」**と**「ミトコンドリアエンジン」**と呼ぶことにしました。

そもそも、なぜ人は、ハイブリッドエンジンで動く体になったのでしょうか。

ここを知るために、人類の進化の歴史をさかのぼってみましょう。

太古の地球は、宇宙からの強力な放射線にさらされた生物のいない世界でした。やがて大気が現れ、オゾン層が形成され始めると、放射線量がやや弱まり、放射線の届かない深い海の底に生物が誕生します。それが、38億年も昔のことです。

地球に最初に現れた生物は、核を持たない原核細胞（核を持つ細胞は真核細胞という）でした。最大の特徴は、分裂をくり返して永久に生きることです。この原核細胞こそが、私たち人類を含めたあらゆる生物の祖先で、**古細菌《こさいきん》**とも呼ばれます。

深海に誕生した古細菌は、糖質を使ってエネルギーを産生する解糖エンジンのみで生きていました。その古細菌は、実は、私たちの体内で日々発生するがん細胞と性質がとてもよく似ているのです。

がん細胞は、何かに排除されない限り、永遠に増殖し続けます。**がん細胞が増殖の源《みなもと》としているのが、解糖エンジンによって生み出されるエネルギーなのです。**

新潟大学名誉教授で世界的な免疫学者として知られた故安保《あぼ》徹《とおる》先生は、「がん細胞は先祖返りした細胞」とよくおっしゃっていました。

古細菌は、深海という無酸素の水温が低い環境で、糖質を栄養源に生きていました。

そうした過酷な環境で古細菌に備わったのが、解糖エンジンです。そのなかで血管をさかんに伸ばし、栄養を吸収する細胞がいたのですが、がん細胞はその生命力旺盛な細胞と性質が似ているというのが、安保先生のお話でした。

先に述べたように、実際、がん細胞は「高糖質・低酸素・低体温」という体内環境のなかで活性化します。その体内環境とは、いにしえの原核細胞が生きていた深海の環境に似ているのです。

ミトコンドリアによって生物に「死」が訪れた

やがて地球に磁場が形成され、宇宙線の侵入を防げるようになると、生物は浅い海に移動してきました。それが約27億年前です。その約7億年後にはオゾン層ができ、生物はようやく海から陸上に進出しました。

このころ、植物の祖先となる「シアノバクテリア」という細菌が発生します。光合成を行い、酸素をつくり出す細菌です。

その細菌たちの働きによって、地上には酸素が蓄積していきました。ところが、それまで酸素を知らなかった古細菌たちにとって、酸素は猛毒でした。酸化力が強いからです。

生物は生命をつなぐために、酸素を利用して生きる必要に迫られました。このときに現れたのが、「α-プロテオバクテリア」という好気性の細菌です。

好気性の細菌とは、酸素があるところで育つ細菌類のことです。枯草菌《こそうきん》や酢酸菌《さくさんきん》、結核菌なども、好気性の細菌です。

ちなみに、無酸素の状態でさかんに増殖する細菌を嫌気性の細菌と呼びます。酸素のあるところで生きられないものと生きられるものがあり、前者にはメタン細菌や破傷風菌など、後者には乳酸菌や大腸菌などがいます。

古細菌のなかには、酸素の蓄積してきた地上での生き残りをかけて、α-プロテオバクテリアをとり込み、酸素を利用できる体に進化するものが出てきました。それが、私たちの細胞にある「ミトコンドリア」となるのです。

ミトコンドリアエンジンの特徴は、酸素を利用してたくさんのエネルギーを生む「電子伝達系」という、いわば高性能モーターを備えていることです。

非常に効率のよいエンジンで、酸素を燃焼させると一つのブドウ糖から38ものＡＴＰをつくります。**ＡＴＰとは「アデノシン3リン酸」の略で、簡単にいえばエネルギーのこと。**そのすばらしいエンジンを搭載したミトコンドリアが、一つの細胞に数百から数千個も存在します。

つまり、ミトコンドリアエンジンが働くと、人の体は「37兆個（細胞数）×数百〜数千（ミトコンドリア数）×38ＡＴＰ」という膨大な量のＡＴＰを産生できるのです。

一方、解糖エンジンは、一つのブドウ糖から2ＡＴＰしかつくれません。また、解糖エンジンは、細胞膜のなかの細胞質にあるため、「37兆個×1（細胞質の数）×2ＡＴＰ」というエネルギーしか産生できないのです。

このようなミトコンドリアエンジンを搭載したことで、生物は爆発的な進化を起こしました。細胞に遺伝子を詰め込んだ核を持つようになり、単細胞生物から多細胞生物へと進化し、さまざまな生物が誕生していったのです。

ところが、ミトコンドリアエンジンを持ったことで、生物には「死」が訪れることになりました。古細菌などの原核細胞は、何かによって排除されない限り、細胞分裂することで永遠に生き続けます。これに対し、ミトコンドリアエンジンを備えた多細胞生物には、**ミトコンドリアが起こす「老化と死のプログラム」が搭載されることになった**のです。

現代の食生活は、がんに最適である

前々項のはじめに、**「エネルギーの産生の過程でも活性酸素が発生する」**とお話ししました。

実は、活性酸素を発生させるのは、ミトコンドリアエンジンです。

ミトコンドリアは、呼吸によってとり込んだ酸素のうち、90パーセント以上を使ってエネルギーをつくります。その約0・1～2パーセントを活性酸素に変えてしまうのです。

これによって、細胞が老化するのは避けられないことになりました。私たちは、ミトコンドリアエンジンが生み出すエネルギーを使わずして、活動できません。しかし、それが活性酸素を生む原因にもなっているのです。

活性酸素を浴びることで、細胞は老化し、病気も起こってきます。その先に、死があります。しかも、ミトコンドリアエンジンから発せられる活性酸素は、がん遺伝子を目覚めさせることになるのです。これこそがミトコンドリアが起こす「老化と死のプログラム」です。

ただし、ここまでは私たちが多細胞生物である以上、避けられないことです。

問題は、現代的な食事です。

多くの人が、糖質をとりすぎています。主食となる米や麺類、パンには糖質が豊富です。お菓子やケーキなども糖質の塊《かたまり》のような食べものです。こうしたものを頻繁に口に入れていると、**ブドウ糖のみをエネルギー源とする解糖エンジンが働きすぎてしまう**のです。

そんな糖質の豊富な体内環境は、がん細胞の成長に最適な状態にあるといえるでしよう。

「白米をおなかいっぱい食べないと、食事をした気がしない」

「小腹が空いたら、お菓子や飴《あめ》を口に入れる」

現代人にあたりまえになっている、こんな食生活こそが、がんになりやすい体をつくります。

しかも、活性酸素の発生量を増やします。エネルギー産生のバランスを崩してしまうからです。

解糖エンジンが勢いよく働きすぎると、反対にミトコンドリアエンジンの働きが鈍り、使われないミトコンドリアは消え、数が減っていきます。しかも、十分に働けなくなったミトコンドリアエンジンは劣化します。そうしたものたちからは、さらに多くの活性酸素が発生しやすくなるのです。

現代人にがんが多くなっているのは、エネルギー産生のしくみを無視した食事にも大きな原因があったのです。

ミトコンドリアエンジンの働きを抑えるな

人の体は複雑で、何か一つの機能だけを悪者にはできません。人体を構成するすべてのものには、よい面があれば、悪い面もあり、すべては調和のなかで健康を保っています。その調和が崩されるようなことが起これば、若くして病気が生じることもあります。

がんもその一つです。「活性酸素がなければ、がんが起こらずにすんだのか」と、思ってしまうところです。でも実は、**活性酸素はがん細胞を殺すという重大な働きも持っています。**

人の体を構成する約37兆個の細胞は、寿命がくると「アポトーシス」という自殺のプログラムが働きます。古い細胞が自死することで、新たに生まれる細胞とうまく入れ替わり、新陳代謝が滞《とどこお》ることなく行われます。

このアポトーシスを細胞に起こさせるのも、ミトコンドリアから発生する活性酸素です。

活性酸素は正常な細胞にとっては毒になります。一方で、老化した細胞を自死させるためには欠かせない物質です。しかも、がん細胞をアポトーシスさせるのも、ミトコンドリアから出る活性酸素なのです。

そのため、ミトコンドリアの働きがなんらかの原因で抑えられてしまった場合、がん細胞にはとても有利な状況となります。死なずにすむからです。

アポトーシスを起こさなくなったがん細胞は、制御のきかない遺伝子の働きによって、自分勝手にどんどん増殖して腫瘍となり、やがて転移していくことになります。

つまり、がん細胞が体内に発生しても、アポトーシスがきちんと作用していれば、がん細胞は増殖できないまま死滅してしまいます。同時に、免疫システムがきちんと働き、どんどん排除していってくれれば、**生命を脅《おびや》かす存在になるまで成長させずにすむ**のです。

ミトコンドリアの働きがなんらかの理由で抑制されると、がん細胞に有利な状況がつくられることは世界のさまざまな研究によって古くから確認されています。

このことを発見したのは、１９３１年にノーベル生理学・医学賞を受賞したドイツの生理学者であるオットー・ワールブルク博士です。その名にちなみ、「ワールブルク効果」と呼ばれています。

「低糖質・高酸素・高体温」の体内環境をつくろう

活性酸素とは、まさに諸刃《もろは》の剣《つるぎ》です。

がん細胞を生み出しもしますが、殺しもします。

だからこそ、調和が大切です。体内環境のバランスを崩して、活性酸素を過剰に発生させるような生活をしないことが、がんを抑え込むには欠かせないのです。

主食やお菓子類など、糖質を主成分とするような食品をおなかいっぱい食べることは、１万年前の人類にとってありえないことでした。くり返しますが、１万年前になかった物質をとり込むことだけでなく、１万年前の人たちがしていなかったような食事や生活をすることも、活性酸素量を増加させます。

そのとき起こってくるのは、がん細胞だけではありません。糖尿病や動脈硬化症、高血圧症、脳卒中、心筋梗塞などの生活習慣病を含む、さまざまな病気や体調不良が、活性酸素が原因で起こってくることがわかっています。

そのことを、筑波大学の林純一教授の研究チームは、２０１２年にマウスを使った実験で証明しました。

研究の結果、活性酸素を過剰に出すマウスでは、ある種のがん（リンパ腫）と糖尿病が高い頻度で起こることが示されました。一方、活性酸素をとり除く抗酸化物質を与えていると、糖尿病やがんの発生が抑えられることが明らかになっています。

そもそも人体は、活性酸素に対して無策ではありません。活性酸素の危険性に備えて、各組織には**抗酸化酵素と呼ばれる活性酸素を無害化する物質が存在しています。**

しかし、抗酸化酵素は加齢とともに減少していきます。20代をピークに減ってしまうのです。それなのに私たちが暮らす文明社会は、活性酸素を多量に発生させるものであふれています。そのうえ、活性酸素の発生量を増やす食事や生活をしていれば、どうしてもがんが起こってくるのを防げなくなります。

では、ミトコンドリアエンジンの働きを活性化して、がん細胞を自然死に導くようにするには、どうするとよいでしょうか。

ミトコンドリアエンジンは、地球が酸素で覆《おお》われ、表面温度が高くなるなかで築かれたエネルギー系です。そのため、酸素が豊富で体温が高い状態でよく働きます。反面、解糖エンジンが働きすぎてしまう環境では、ミトコンドリアエンジンが抑制されます。

つまり、ミトコンドリアエンジンが活性化するのは、「低糖質・高酸素・高体温」の体内環境なのです。

糖質の摂取を控え、深呼吸をたくさんして、体を温める。

こうした生活がミトコンドリアの働きをよくします。

リンパ球が増えれば、がんは自然退縮する

がん細胞は、ひとたび成長を始めると、生命力旺盛な姿を見せ始めますが、一方では「敵に弱い」という一面も持ちます。

がん細胞の「敵」は、私たちの体内で働く「リンパ球」という免疫細胞です。

研究者ががんの研究を行う際、ネズミを発がんさせるため、がん細胞を百万個も注射することがあります。数万や数十万という数では、リンパ球にたちまち殺されてしまうからです。ところが、あらかじめ放射線でリンパ球を減らしておくと、がん細胞をわずかに入れるだけで、がんが起こってきます。

それほどがんにとって、リンパ球とは恐ろしい相手なのです。

リンパ球には、前述したＮＫ細胞のほかに、Ｂ細胞やＴ細胞がいます。

Ｂ細胞には、敵と闘う武器となる「抗体」をつくり出す働きがあります。どんな敵に対しても、ぴったりの武器をつくる力がＢ細胞にはあります。

Ｔ細胞には、「ヘルパーＴ細胞」と「キラーＴ細胞」がいます。

ヘルパーＴ細胞は、すべての免疫細胞たちをとりまとめ、闘いの命令を出す「司令塔」です。ヘルパーＴ細胞には、「Ｔｈ－１」と「Ｔｈ－２」があって、がん細胞に威力を発揮するのは「Ｔｈ－１」のほうです。

キラーＴ細胞は、非常に強い力を持つ「攻撃部隊」です。「殺し屋」という異名を持つほどです。

日々発生するがん細胞には、パトロール隊であるＮＫ細胞が一つ一つ叩き殺していきます。同時に、成長しようとするがん細胞に対してもＢ細胞とＴ細胞が連携して働くことで、がんが成長するのを抑えてくれています。

Ｂ細胞とＴ細胞の働きはとても強く、ＮＫ細胞のように年齢的な影響もあまり受けません。ただし、心の状態と栄養と、生活の影響は受けます。

とくによくないのは、ストレス過剰の生活です。

実際、**若くしてがんになる人には、ストレスの多い生活をしていたり、なんでも悪**

い方向に考えてしまうネガティブ思考だったり、食事が悪かったり、不規則な生活をしていたり、睡眠不足だったりすることが多く見られます。

こうなると、リンパ球の働きが低下し、免疫力が弱ってしまうのです。その状態では、がん細胞に対抗しきれません。

けれども、生活改善によってリンパ球の数が増え、働きが活性化してくると、進行がんであっても自然退縮が始まると、安保先生は報告しています。

〈免疫力がある程度残っていて、体力の消耗が進んでいなければ、かなりの効率で、治癒が得られる〉。その基準はわかりやすいところで、〈普通食が食べられること、そして自宅で日常生活を送ることができる状態ならば、治癒率は進行がんで６～７割〉であると名著『免疫革命』（講談社インターナショナル）で伝えています。

それほど強力な働きを持つリンパ球を、私たちは生まれながらに持っている、ということなのです。

がん治療には、親切を断る勇気も必要である

治療をするにしても、しない選択をしたとしても、真っ先に必要なのは免疫力を高める食事と生活です。こうしたお話をすると、民間療法や代替療法を考える人も多いのではないでしょうか。

民間療法とは、民間で伝わってきた療法のことで、科学的な根拠のないものも多くあります。民間療法の宣伝には、「昔から行われてきた」「天然の原料なので安心」などの文言がよく使われます。

一方、代替療法には、標準治療の代わりや、標準治療を補う目的で行われるものがあります。漢方薬や鍼灸《しんきゅう》、指圧、気功、マッサージなどがよく見られます。また、健康食品やサプリメントには、民間療法と代替療法のどちらもの目的を持ったものがあります。

いずれにしろ、「がんに効く」「がんが消える」「免疫力が高まる」とうたう療法が、

とても多くあります。

さらに医療機関でも、「がんによい」という代替療法を行っているところがあります。この場合は自由診療となるため、とても高額になります。

私はすべての民間療法や代替療法を否定することはしません。医者の多くは、エビデンスのないものには懐疑的で、標準治療こそ有益と考えています。しかし実際に、民間療法や代替療法でがんが消えていくケースが見られるのは事実です。

ただ一方で、**まったく効果がないもの、高額なお金がかかるものも多く見られます。詐欺まがいのものも、残念ながらあります。**

人の弱みにつけ込み、話術巧みに近づいてくる人たちも、現実に多くいます。そんな人たちに、**大切なお金と気力を奪われないためには、がんと免疫力の知識をしっかり持ち、きちんとつきあっていくための知恵を持つこと**です。自分の命を守るため、他人の言葉を鵜《う》呑《の》みにしない慎重さを守りましょう。

誰かがあなたを心配して「これがいいよ」と教えてくれることもあるでしょう。それが自分の生き方に適さないものであったら、**親切を断る勇気も必要**です。「あなたのためを思って教えてあげたのに！」とかえって怒られてしまった、という話もよく聞きます。

でも、そんなことにストレスを覚える必要はありません。

ここはあなた自身の死生観にかかわる部分。他人の意見など気にすることはありません。意見のあわない人が一人遠ざかってよかったと思うくらいでちょうどいい。

どんなものであっても、**「免疫力を高めるためにどれだけ役立つのか」「自分の体がどれほど元気になるのか」**と考えることが、がんとのつきあいには大切です。

「お金が高い」「大変そう」「つらそう」などストレスに感じることがあれば、それだけで免疫力は下がってしまいます。「私はこの方法で、がんを治したのよ」と誰かが教えてくれたとしても、それがよいかどうかを決めるのは、あなた自身。

自分に軸を置いて考えるようにすると、人に騙《だま》されたり、足をすくわれたりすることがなくなるでしょう。

がんとともに生きるには、こうした知識も必要です。

第4章

がんを抑える食事、がんをつくる食事

免疫力の7割が腸に集まっている

免疫力を高めてがんを防ぐには、**第一に腸の状態をよくできるような食事を心がける**ことです。

腸は人体最大の免疫器官です。

人の免疫力の約7割が腸でつくられます。そのため、腸の働きをよくすることで、免疫力を高めることができます。

いったいなぜ、腸にこれほどの免疫機能が集中しているのでしょうか。

口から肛門までは、一本の長い「消化管」でつながっています。わかりやすく表現するならば、「ちくわ」にたとえられるでしょう。ちくわの中心を通る空洞は、ちくわの一部のようであり、ちくわの外部でもあります。

つまり、消化管は、体内にありながら外部と直結しているという意味で、「内なる外」と表現されます。生命維持に欠かせない栄養素や水分を口から摂取する一方で、同時に病原体も運び込まれます。そのすべてが腸にやってきて、必要なものは体内に吸収させ、不要なものは、まとめて通過し、外に出されます。そうした取捨選択を行っているのが、消化吸収と排泄《はいせつ》をつかさどる腸なのです。

「清濁《せいだく》併《あわ》せ呑《の》む」という言葉がありますが、腸はまさに薬も毒もいったんすべてを飲み込む臓器ともいえるでしょう。

そして、薬と毒を見わけて、薬になるものを体に入れ、毒となるものを外に追い出す。生命維持に直結するこの重大な働きを、腸が担っています。ただ、大変な作業になりますから、腸だけで行うのは不可能です。そこで、**人体の約7割もの免疫機能が、実働部隊として腸に集中している**のです。

その免疫機能は、腸の働きと連動しています。

ですから、腸の状態をよくすれば、免疫力も高めていくことができるのです。

危険な「腸もれ」を放っておかない

腸には、食べものなどと一緒に、病原菌やウイルスが次々に侵入してきます。

そこで、腸は生命維持の要となる栄養素の吸収を行いながら、病原体や有害物質の侵入を防ぐバリア機能を働かせています。

そのバリア機能は、本来とても丈夫で高性能なものです。ただし、生活習慣やストレスなどさまざまな要因で崩れてしまうことがあります。

たとえば、**偏った食事や暴飲暴食、感染や遺伝的な素因による炎症、抗生物質などの薬剤の使用などが、腸のバリア機能を損なわせる**ことがわかっています。

こうなると、免疫系の制御異常が引き起こされ、腸に慢性炎症が起こってきます。

しかも最近では、**「リーキーガット症候群（腸管壁侵漏症候群）」**も問題になっています。

リーキー（リーク）は英語で「もれる」という意味です。腸（ガット）の粘膜に穴があいて、**腸内にある細菌やウイルス、食物由来のたんぱく質などが血液中にもれ出す状態**にあることをさします。この状態になった腸のことを、**「腸もれ」**と私はわかりやすく呼んでいます。

というのも、おそらく日本人の約9割が、程度の差はあるにしても、腸もれを起こしていると推測されるからです。

腸もれを起こす腸の穴は、目に見えないほど小さなものです。具体的には細胞と細胞の間に生じるすき間のようなものです。ただ、未消化の小さなたんぱく質の一部を通してしまうだけの大きさがあります。このことが、食物アレルギーを現代人に増やしている原因になっていることは明らかです。

さらに、腸にすむ腸内細菌の一部や老廃物、有害物質など、本来ならば侵入するはずのないものが、腸壁を通過して血液中に入り込み、全身をめぐることになります。これも慢性炎症の大きな原因となってきます。

現代的な暮らしが腸もれを引き起こす

がんを発症した人は、少なからず腸もれを起こしていると考えられます。

また、**がんを防ぐためにも、腸もれは改善しなければいけません。**

では、何が腸もれを引き起こす原因になるのでしょうか。

化学合成された食品添加物の摂取、暴飲暴食、抗生物質の乱用、そしてストレスの大きな生活などです。１万年前に人類が経験したことのなかったようなことを、腸が頻繁に経験すると、腸粘膜は強いダメージを負って、バリア機能を低下させることになります。

これらは、いずれも現代を生きる私たちと強いかかわりを持っています。おそらく、現代人の９割以上が経験していることでしょう。

ですから、腸もれを改善するには、加工食品やファストフード、市販の弁当や総菜など、化学合成された食品添加物を含む食べものをできるだけ避けることです。清涼飲料などにも添加物は多く含まれます。

食事は腹八分目で箸を置き、お酒は２杯程度までにしておくこと。

ストレスをなるべくため込まず、朝に起き、夜は早めに眠るという規則正しい生活を心がけること。

こうしたあたりまえで、人として自然な暮らしこそが、腸もれを改善するためには、欠かせません。それが免疫力を高めて、がんを遠ざけていくのに必要なのです。

美しい腸内フローラは、腸もれを防ぐ

腸もれを改善するには、腸内細菌の力も欠かせません。

人の腸には、およそ２００種１００兆個という数の細菌がすんでいます。それが腸内細菌です。

腸内細菌は、仲間たちと集落（コロニー）をつくって棲息《せいそく》しています。その姿がまるでお花畑のように美しく鮮やかであることから、腸内細菌叢《そう》は「腸内フローラ」と

も呼ばれています。

腸内フローラの美しさは、腸内細菌たちの縄張り争いの賜物《たまもの》といってよいでしょう。

新たに侵入してきた細菌に対しては、腸内フローラを形成する細菌たちがさかんに攻撃をくり返します。腸内細菌間の緊密な連携が免疫システムを活性化し、それが病原体などの異物を排除する力を高めることもわかっています。

そうした立派な腸内フローラが築かれていれば、腸粘膜が丈夫に築かれ、腸もれも起こらなくなります。

腸もれは、腸粘膜の細胞と細胞の間にできる、目に見えないほど小さなすき間で起こるとお話ししました。このすき間ができてしまう理由の一つは、腸の新陳代謝がスムーズにいかなくなることにあります。

腸の細胞の入れ替わりは非常に早く、わずか1～2日です。腸は「消化」「吸収」「免疫」「排泄」「解毒」「浄血」「合成」と7つもの役割を担っていて、休む間もなく働き続けています。このハードな仕事をこなすには、たえず新しく元気な粘膜細胞が必要となるのです。

その細胞の生まれ変わりを助けているのが、腸内細菌です。**腸内細菌は、腸壁にいて粘膜細胞の新陳代謝を支えている**のです。この働きが活性化するのは、多種多様な細菌で腸内フローラが形成されているときです。

反対に、腸内フローラが貧弱な状態にあると、腸粘膜細胞の新陳代謝に乱れが生じ、細胞と細胞の間にすき間が生じやすくなります。よって、腸内フローラという生態系のバランスを崩すような食事や生活をしていると、腸もれが起こってきてしまうのです。

あなたが食べたものが腸内細菌を育てる

腸内細菌は、がん細胞の排除にも重要な働きを担っています。

前述したとおり、私たちの体内では毎日たくさんのがん細胞が発生しています。

ただし、がん細胞は正常細胞が変異したもので、もともとは身内の細胞です。そのため本来、免疫細胞ががんを叩く力は、さほど強くないのです。

しかし、腸で育った免疫細胞は違います。**働きが活性化されていて、がんを攻撃する力が強くなっています。**それを支えているのが、腸内細菌たちです。

たとえば、**腸のなかで乳酸菌が増えると、免疫力が強くなる**ことが知られています。乳酸菌の細胞壁には強力な免疫増強因子があって、それが免疫細胞のT細胞やB細胞を刺激し、働きを活性化させるからです。

免疫力の増強に必要なのは、乳酸菌などの善玉菌のみではありません。日和《ひより》見《み》菌や悪玉菌と呼ばれる細菌たちも、それぞれに重要な働きを担っています。

悪玉菌が悪さをするのは、腸のなかで異常に増えすぎてしまったときです。そうすると、日和見菌たちもいっせいに悪玉菌の味方をし、腸内環境がいっきに乱れます。こうなると腸壁のバリア機能が落ち、慢性炎症が生じやすい状態になってしまうのです。

では、腸内フローラはどのようなバランスで整えていくと、健康上、最適なのでしょうか。理想は、**「善玉菌２：悪玉菌１：日和見菌７」**というバランスです。これが腸内フローラが美しく育《はぐく》まれ、免疫力が増強する状態です。

この状態をつくり出すには、食事が重要です。細菌とは、好物のエサを得ることで繁殖力、活動力をともに高める性質を持つからです。

腸内細菌のエサになるのは、まさに私たちが今日食べたものなのです。

食物繊維不足が腸内細菌の反乱を起こす

腸内細菌にとっていちばんのごちそうは食物繊維です。

食物繊維には、水を含むとヌルヌル、ネバネバ、ドロドロ、サラサラの状態になる水溶性のタイプと、水に溶けないけれども、水を含むと繊維が膨張する不溶性のタイプがあります。

腸内細菌たちの好物は、水溶性の食物繊維です。彼らはたえずこの栄養素を欲しています。そのため、水溶性の食物繊維の摂取量を減らしてしまうと、困ったことが起こります。

小腸の壁はたえず粘液を分泌していて、その量は１日に約３リットルにもなります。この粘液は、小腸の細胞が腸内細菌と直接接触しないように働く防御壁の役割をしています。腸内細菌の刺激によって、腸壁に慢性炎症が起こるのを防いでいるのです。その材料となっているのが、水溶性の食物繊維。腸内細菌の好物なのです。

私たちが偏った食事をしていて、食物繊維が腸にあまり入ってこなくなると、腸内細菌はどうなるでしょうか。彼らも生命を持つ生物で、生きるのに懸命です。エサに困れば、小腸の細胞が分泌する粘液を食べて生きのびようとします。

腸内細菌にとっては生きるか死ぬかの問題。そして、小腸にとっても大問題です。粘液層を腸内細菌に食べられてしまえば、防護機能が衰えて、腸の細胞に炎症が起こってきます。慢性炎症が、がんを引き起こす大きな原因となることはすでにお話ししたとおりです。

これは、まさに腸内細菌たちの反乱といえるでしょう。「エサをくれないなら、粘液を食べちゃうぞ」というわけです。こんな反乱を起こさせないために、私たちは水溶性の食物繊維を毎日とらなければいけないのです。

なお、腸にとって大事なのは、不溶性の食物繊維も同じです。不溶性の食物繊維は、強力な繊維で腸のなかの不要物をからめとりながら排泄する作用があります。腸のそうじ屋と考えてください。腸内の慢性炎症を防ぐには、毎日、立派な大便を出すことも重要です。その役割をしてくれるのが、不溶性の食物繊維です。

では、1日にどのくらいの食物繊維をとればよいのでしょうか。

生活習慣病の予防の観点からすると、成人では1日に24グラム以上とるのが理想とされます。しかし、実際の摂取量は、20歳以上の成人で1日に平均15グラム程度だと推計されています。とても少ないのです。

そこで現実的な目標値として、厚生労働省は、成人男性は1日に20グラム以上（70歳以上は19グラム以上）、成人女性は18グラム以上（70歳以上は17グラム以上）と基準を設けています。

腸活をうながす食物繊維の豊富な野菜たち

水溶性の食物繊維は、次のような食品に多く含まれます。

【野菜類】ニンニク、ブロッコリー、キャベツ、モロヘイヤ、カボチャなど
【根菜類】ゴボウ、大根、サツマイモ、里芋、ニンジン、切り干し大根など
【海藻類】ヒジキ、ワカメ、昆布など
【豆類】インゲン豆、大豆、納豆、きな粉、小豆など
【果物類】アボカド、干しプルーン、干しイチジク、干し柿など
【ネバネバ食品】納豆、オクラ、ヤマイモ、メカブ、モズク、モロヘイヤなど
【その他】キノコ類、もち麦、梅干し、らっきょうなど

不溶性の食物繊維は、次のような食品に豊富です。

【野菜類】シソ、ブロッコリー、カボチャ、ホウレン草、サニーレタス、セロリ、トウモロコシ、もやし、キャベツなど

【根菜類】切り干し大根、大根、ゴボウ、ジャガイモ、春雨、コンニャク、サツマイモ、里芋、レンコンなど

【豆類】インゲン豆、大豆、小豆、納豆など

【その他】五穀米、押し麦、玄米、キノコ類（とくに干しキクラゲ、干しシイタケ）

こうした食品をふだんから食べておくと、腸の状態を整えることができます。

なお、水溶性と不溶性の食物繊維は、バランスよくとることも大切。理想は、**水溶性食物繊維と不溶性食物繊維が「1対2」のバランス**とされます。

「なんでも蒸し野菜」が腸の健康を増進する

食物繊維は、すべての野菜や果物に含まれます。ですから、「これさえ食べていれば大丈夫」と一つだけに限定せず、いろいろな野菜を選んで食べることです。

それが、腸内フローラを豊かに育てるうえで役立ちます。なぜなら、食物繊維には、いくつもの種類があります。一方、一人の腸にはだいたい２００種ほどの細菌がいます。それぞれに好物とする食物繊維があるとすれば、いろいろな野菜からさまざまな食物繊維をとっていったほうが、多種多様な細菌を育てることができるでしょう。

そんな多様性に優れた腸内フローラこそが、腸の丈夫なバリア機能と強力な免疫力を育むことに役立つのです。

とはいえ、いろいろな野菜から多くの食物繊維をとりましょうといわれると、どうやって食べたらよいかと、困ってしまう人も多いと思います。

そこで、おすすめの料理があります。**「なんでも蒸し野菜」**です。

加熱することで一部のビタミンや酵素は多少失われますが、「蒸す」という調理法は「焼く」「揚げる」より温度が低く、加熱のデメリットを減らせます。また、「ゆでる」とは違い、うまみや栄養の流出を防げます。水蒸気が鍋の中で自由に動きまわるのでむらなく加熱でき、野菜がやわらかく食べやすくなります。これによって、たくさんの量を食べることができ、食物繊維の摂取量を増やせます。

蒸し野菜にむいているのは、白菜、キャベツ、小松菜、ホウレン草、水菜、ブロッコリー、カリフラワー、スナップエンドウ、オクラ、ピーマン、パプリカ、タマネギ、ニンジン、レンコン、ミニトマトなどなど。

とにかくいろいろな野菜がおいしくなりますので、なんでも試してみてください。

蒸し野菜をさらにおいしくするのが、ディップソースです。

市販のドレッシングやマヨネーズを使わずに、ぜひ手づくりしてください。そうすれば、腸内細菌をいじめるような化学合成品を摂取せずにすみます。

わが家の定番は**酢味噌ディップ**。酢と味噌を適量ずつ混ぜるだけ。酢も味噌も発酵食品で、腸の健康増進にとてもよい調味料です。

エクストラヴァージン（EV）オリーブオイルと岩塩の組みあわせも最高です。野菜の甘みとうまみをしっかり感じられる食べ方です。

少し手間をかけるなら、**バーニャカウダソース**がおすすめ。ニンニクをすりおろし、アンチョビを包丁で叩きます。耐熱容器にそれらと牛乳を混ぜてラップをし、吹きこぼれないよう様子を見ながらレンジで30～40秒加熱します。そこにEVオリーブオイルを加えて混ぜればできあがりです。分量はお好みの味になるように調整してみてください。

ディップソースをつくるのが面倒な場合は、**蒸し野菜の上から亜麻仁《あまに》油を回しかけ、塩コショウをふりかけるだけでもよい**のです。私は、そこにレモンをギュッとしぼるのがお気に入りです。亜麻仁油の大切さについては、後述しましょう。

蒸し器には、タジン鍋や無水鍋も使い勝手がよいですが、わざわざ買う必要はありません。**ふだん使っている鍋で十分です。**その場合は、鍋の底に丸めたアルミホイルを置いて水を張り、そこにザルを置けば簡易蒸し器のできあがり。ザルに野菜を並べたら、蓋をして加熱すれば、おいしい「なんでも蒸し野菜」をつくることができます。

難しく考えず、おいしく簡単に続けていくことが、腸の健康にはいちばん大切です。

アメリカではがん患者が減っている

１９９０年、アメリカではがんが死因のトップになり、がんを克服することが国の大きな課題となっていました。

がん・心臓病をはじめとしたさまざまな疾病と食生活の関係性がまとめられた「マクガバン・レポート」や、疾病予防のための食生活に関する数多くの研究結果を総合的に受け、１９９１年にアメリカのＰＢＨ（農産物健康増進基金）とＮＣＩ（米国国立がん研究所）が協力して始めた健康増進運動が「５　Ａ　ＤＡＹ（ファイブ・ア・デイ）運動」です。

この運動のねらいは、**「毎日5皿以上の野菜と果物をとれば、がん、心臓病、高血**

圧、糖尿病などの生活習慣病のリスクが低減できる」というシンプルなものでした。

その波は、全米1800組織以上、スーパーマーケット3万5000店以上が参加する国民運動にまで発展し、結果的に米国内では野菜や果物の摂取量が増加傾向に、また生活習慣病での死亡率が減少傾向になるなど、大きな成果をあげました。

日本でもファイブ・ア・デイ運動は起こりました。ただ日本では、アメリカのような広がりを見せませんでした。

それどころか、厚生労働省が毎年行っている「国民健康・栄養調査」や、農林水産省の「食料需給表」データでは、野菜の摂取量が年々減り続けている現実が見えてきます。

日本人の野菜摂取量は1985年1人当たり年間110・8キログラムであったものが、1995年に108キログラム、1999年には102・3キログラムまで減っています。

野菜の摂取量が減れば、必然的に食物繊維の摂取量も減ってしまいます。実際、それは戦前の３分の１に減少しているのです。

しかも、アメリカと日本の野菜の摂取量の推移を比較すると、１９９８年ごろに逆転しています。今ではアメリカ人のほうが日本人の約１・２倍の野菜を食べていると推計されています。

アメリカ人は肉やジャンクフードばかり食べて野菜を食べない。日本人は野菜をたっぷり食べている。そんなイメージがあるかもしれませんが、実際にはアメリカ人のほうが野菜を多く食べているということです。

この違いはがんの患者数にも表れています。日本では毎年がんになる人が増え続けています。これに対し、**アメリカでは新たにがんになる人が減少に転じ、がんの死亡率も日本人より低くなっている**のです。

「短鎖脂肪酸」でがんを防ぐ腸をつくる

加工食品の摂取量をできるだけ減らす一方、野菜をたっぷりとる食生活が、がん予防には必要です。

こうした食生活を続けていると、腸内環境が整い、腸もれもやがて改善してくるでしょう。腸内細菌が**「短鎖脂肪酸」**を多くつくり出すようになるからです。

短鎖脂肪酸とは、酢酸、プロピオン酸、酪酸《らくさん》など有機酸の総称です。酢酸は酢に、酪酸はバター、プロピオン酸は味噌や醤油などに含まれます。これらは、いずれも発酵食品です。発酵食品に短鎖脂肪酸が多いのは、細菌など微生物の代謝産物だからです。腸でも、水溶性食物繊維をエサにした腸内細菌が短鎖脂肪酸を生成するのです。

短鎖脂肪酸が多くつくられていると、腸壁から粘液がよく分泌されて、荒れた状態の粘膜の修復や保護を行い、腸粘膜のバリア機能を高めてくれます。これによって、腸にあいた細かな穴が修復され、慢性炎症も改善されます。すると、免疫細胞が働きやすく、がんを防ぐことのできる腸が築かれていきます。

しかも、短鎖脂肪酸には、以下のような作用もあります。いずれも、私たちの健康に欠かせない働きです。

① 腸のバリア機能を高め、食中毒、炎症、食物アレルギー、動脈硬化、がんなどの病気を予防する

② 腸の蠕動《ぜんどう》運動（「縮んではゆるみ」という動きをくり返し、腸の内容物を前へ前へと送る働き）を促進する

③ 腸管の活動エネルギー源となる

④ 腸上皮細胞の新陳代謝をうながす

⑤ 短鎖脂肪酸ができる過程で腸内細菌から水素が発生し、活性酸素を中和する

⑥ 脂肪の蓄積を減らし、全身の代謝を活発にして肥満を防ぐ

⑦ 糖尿病を直接的に改善するホルモン「インクレチン」を増やす

⑧ アレルギー反応を抑える白血球「Tレグ細胞（制御性T細胞）」を増やす

⑨ 脳内伝達物質で、幸せホルモンと呼ばれるセロトニンの分泌をうながす

食物繊維を多くとり、腸内細菌の働きをよくする食生活をしていると、これほどの健康効果を私たちは得ることができるということです。

反対に、野菜の摂取量を減らし、手軽に食べられるようなもので食事をすませているると、短鎖脂肪酸の生成量が著しく減り、多くの健康作用を失うことになってしまいます。

その一つに、がんの抑制があるのです。

色や味の濃い「旬のもの」をたっぷり食べる

野菜や果物ががん予防に欠かせないのは、活性酸素の害を消す成分が豊富なためでもあります。

その成分を**「フィトケミカル」**といいます。「フィト」はギリシャ語で植物、「ケミカル」は化学物質のことです。

具体的には、**植物の持つ「色み」「香り」「辛み」「苦み」「渋み」「えぐみ」などの成分**です。ここに強力な抗酸化作用があります。それらの成分を摂取し、血液中にめぐらせておくと、すばやく活性酸素と結びつき、正常細胞を攻撃する作用を失わせるのです。

日本人の寿命は大きくのびました。一方で、アレルギー疾患や糖尿病、高血圧症、動脈硬化症など「治りにくい病気」とつきあい続ける人も多くなっています。がんなどの闘病生活の末に亡くなる人も大勢います。

現代は食べものにあふれ、体を動かすだけのカロリーは十分にたりているけれども、活性酸素の害を防ぐフィトケミカルの摂取量が大幅に不足しています。このことが免疫力を低下させ、「治りにくい病気」とつきあい続ける人を増やしているのだろうと考えられます。

では、何を食べればフィトケミカルの摂取量を増やせるでしょうか。

いちばんの方法は、**「旬のもの」を食べる**ことです。

旬とは、ご存じのとおり、自然のなかでふつうに育てられた野菜や果物などが、豊富に収穫できる季節のこと。旬にとれる野菜や果物には、フィトケミカルの量がとくに豊富です。旬の野菜を使って「なんでも蒸し野菜」をつくれば、

①　フィトケミカルをたっぷりとれる
②　食物繊維をたっぷりとれる
③　栄養価が高い
④　味がよい
⑤　鮮度がよい
⑥　価格が安い

という6つもの利点を得られるのです。

なお、**フィトケミカルは皮や皮のまわりに多く、**辛みや苦み、渋み、えぐみなどの味や、色みの成分です。ですから、皮ごと食べられるものは皮ごと食べましょう。野菜や果物を選ぶ際には、色や味のより濃いものを探すことです。

ニンジン、カボチャががんを遠ざける

一言でフィトケミカルといっても、わかっているものだけで1万種類以上もあり、

未確認のものもたくさんあります。また、最大の健康作用は抗酸化力にありますが、それぞれに特有の健康効果も持っています。

がん予防に注目されているフィトケミカルは、β《ベータ》-カロテンです。これは、**ニンジンやカボチャ、唐辛子などに含まれる橙《だいだい》色の色素成分です。ホウレン草、モロヘイヤ、ケール、シソ**などにも多く、**ミカンやスイカ**などにも豊富です。

β-カロテンは、体内でビタミンＡに変わり、ＮＫ細胞やＴ細胞の働きを活性化します。また、がん細胞やウイルスなどの異物を見つけるとどんどん食べつくしていく「マクロファージ」という免疫細胞の活性化もうながすとされています。

がんの人のための食事療法としては、「ゲルソン療法」が有名です。この療法では、ニンジンなどを加えた野菜ジュースを毎日2リットル以上飲むことがすすめられています。β-カロテンの免疫活性作用を期待してのことでしょう。

なお、β-カロテンはカロテノイドの一種で、その仲間は自然界に約２００種もあるとみられています。そのなかで、体内でビタミンＡに変換されるものは「プロビタミンA」と呼ばれ、β-カロテンのほか、α-カロテンやクリプトキサンチンなどがあります。**α-カロテンはニンジン、インゲン豆、ニガウリ、枝豆など、クリプトキサンチンはかんきつ類、赤ピーマン、柿、パパイヤなどにも豊富です。**

プロビタミンAは熱に強く、脂質と一緒にとると吸収を高められます。「なんでも蒸し野菜」にしたら、オリーブオイルや亜麻仁油をつけて食べるとよいでしょう。肉類や魚類と一緒に炒めたり、鍋料理にしたりするのもおすすめです。

なお、ビタミンAは、サプリメントなどの健康食品でとろうとするのはやめることです。ビタミンAは脂溶性という性質があり、体の脂肪に蓄積されやすい性質があります。サプリメントなどの形で、単一成分を大量に一度にとると、過剰症を起こす危険性があるので注意してください。

がん予防効果ナンバーワンはニンニクである

アメリカの国立がん研究所が、植物性食品ががんを抑えるという疫学調査を行い、がんを予防する食品をまとめた「デザイナーフーズ・ピラミッド」を発表しています。がん予防効果が高く、重要度の高い食品をピラミッドの形で紹介したものです。

その頂点に立つのが、ニンニクです。ニンニクの抗がん作用が最初に報告されたのは、１９７５年のこと。１９８３年には動物実験でがんに対抗する作用が明らかにされました。その後、大規模な疫学調査が行われ、**乳がん、結腸腺がん、胃がんの予防に有効**であると確認されています。

日本では、２００４年に51人を対象とした大腸がん予防の臨床試験が行われました。がんに進行しやすい大腸腺腫にかかっている人たちを、熟成ニンニク抽出液を１カ月２・４ミリリットルとるグループと、その15分の１をとるグループにわけて、大腸がん発生リスクを比較しました。結果、多くとったグループは、がんになるリスクが30パーセントほど低下したとのことです。

がん細胞にもっとも影響を与えているニンニクの成分は、水溶性のイオウ化合物であるＳ‐アリルシステインや脂溶性のジアリルスルフィドなどのスルフィド類と考えられています。

これらの成分には、「がん細胞を増殖させる新生血管の形成を抑制する」「がん細胞をアポトーシス（細胞死）に導く」「活性酸素による遺伝子の損傷を防ぐ」「がんと闘う免疫細胞の働きを活性化する」などの作用があると明らかにされています。

ただし、ここで注意したいのは、生のニンニクを大量に食べれば抗がん効果を多く得られるわけではないことです。実は、ニンニクは大変複雑な野菜で、調理法によって成分にかなりの変化を受けます。**生のままのほうが抗がん作用を得やすいのですが、多く食べてしまうと胃を荒らしてしまう**のです。

ですから、すりおろしや刻みニンニクなどで生のまま食べてよい上限は、１日約４グラム。**一かけ程度**と考えてください。

なお、ニンニクは**加熱すれば血液をサラサラにして血栓ができるのを防ぐ効果が高まります**。肉と一緒に焼いたり、野菜と炒めたり、スープに入れたり。さまざまな調理法で毎日とるようにするとよいでしょう。

多彩なフィトケミカルでがんを抑える

ほかにも、がんを抑えるためによいとされるフィトケミカルは多くあります。

たとえば、玉ネギの薄皮には、ケルセチンというフィトケミカルが豊富です。これには、**がん細胞をアポトーシスに導く効果を期待できます。**ですから、玉ネギの薄皮は、捨てることなく、お茶パックなどに入れて、味噌汁やスープなどをつくるときに一緒に煮込むとよいでしょう。

キノコ類に豊富なβ-グルカンは、強力な抗酸化作用に加え、免疫細胞の働きを高める作用があります。T細胞の活性を高め、マクロファージを刺激し、免疫システムががん細胞を攻撃する力を高めるとみられています。

β-グルカンはあらゆるキノコに含まれます。ただ、水溶性という性質を持ちます。**干しシイタケのもどし汁や煮汁なども、残さずとる**ようにしましょう。わが家では数種類のキノコをたっぷり入れたキノコ鍋をよくします。その際には、汁まで飲むようにします。

海藻類のフコイダン、ショウガのジンゲロール、バナナのオイゲノールなども、免疫細胞の働きを強化してがん細胞の攻撃力を高めるフィトケミカルとして知られています。

セロリのセダノライド、ウコンのクルクミン、ブロッコリーのスルフォラファン、アスパラガスのグルタチオンなどは、体内の毒だし（デトックス）によってがん細胞の発生を防ぐ効果があるとされます。

大豆のイソフラボン、緑茶のカテキン、紅茶のテアフラビン、トマトのリコピン、白菜のジインドリルメタンなどは、がん細胞をアポトーシスに誘導する作用があると知られています。なかでも、乳がんは大豆イソフラボン、前立腺がんはトマトのリコピンが予防によいとされています。

さらに、国立がんセンターの予防研究グループの調査によれば、**イソチオシアネートの豊富なアブラナ科の摂取量が多い人は、少ない人よりも全死亡リスクが男性で14**

パーセント、女性で11パーセント低いことが報告されています。

イソチオシアネートは、**キャベツや大根、白菜など**のピリリとした辛みの成分で、**ブロッコリーやチンゲンサイ、からし菜**などにも豊富です。

なかでもブロッコリーには、イソチオシアネートに加えて２００以上ものフィトケミカルが含まれるとされます。たとえば、あの美しい緑色は、クロロフィルというフィトケミカルで、血流を促進する作用が知られています。

以上のような植物性食品を日常的にとっておくと、がん予防にとてもよく、免疫力を高める効果も期待できるのです。

「食前キャベツ」でがんを予防する

がん予防効果の高いナンバーワン食材はニンニクであることはお話ししました。では、ナンバーツーはなんでしょうか。キャベツです。デザイナーフーズ・ピラミッドでは、キャベツが２番目に位置します。ニンニクは刺激が強く、たくさんは食べられませんが、キャベツはたくさん食べても害になることはなく、健康効果をより高く得られます。

免疫細胞のマクロファージには、腫瘍壊死《えし》因子（ＴＮＦ）を分泌する働きがあります。ＴＮＦは、がん細胞を殺す作用を持っています。

ですから、がんを遠ざけて生きるには、ＴＮＦの分泌量を多くするとよいことになります。その量は、ふだんどのようなものを食べているかによって違ってくることがわかっています。

このことを研究されたのは、帝京大学薬学部の山崎正利教授です。

山崎教授の研究チームは、果物や海藻、野菜などをジュースにしてマウスの静脈に注射し、何がどのくらいマクロファージを活性化して、ＴＮＦをつくるか調べました。

結果、**野菜ではキャベツがその値がもっとも高く、**ナス、大根、ホウレン草と続きました。果物ではバナナやスイカが高い数値を示しました。キャベツを食べるとＴＮＦ分泌を期待でき、がん予防によいと考えられるのです。

私もキャベツを毎日、ほぼ欠かさず食べています。

しかも、ダイエットに最適な野菜です。水溶性と不溶性の食物繊維がバランスよく含まれていて、よく噛《か》んで食べる必要のある野菜のため、食後の満足感を高められます。

おすすめは、「食前キャベツ」です。**食前キャベツとは、食事に箸をつける前に、小さなお皿1杯分のキャベツを生味噌をつけて食べる**という、極めて簡単な健康法です。私のまわりには、この実践によってダイエットに成功した人が大勢います。

その一人が、原田康夫・元広島大学学長です。90歳をすぎた今も世界最高齢のテノール歌手として活躍されていることは前述しました。

原田先生は以前、太りすぎてしまったために、声が出にくくなったと悩まれていました。そこで食前キャベツをおすすめしたところ、十数キロもやせて声ののびがよくなったと喜ばれていました。

なお、肥満は、がんのリスクファクターの一つと知られています。肥満の体内では、活性酸素が大量に発生しやすくなるからです。ですから、太っている人は、ぜひ食前キャベツを実践してみてください。

アメリカのがん研究協会の研究者によると、アメリカでは脂肪過多が原因でがんを発症する件数は、年間10万件を超えるとのことです。子宮体がんの49パーセント、食道がんの35パーセント、すい臓がんの28パーセント、腎臓がんの24パーセント、胆のうがんの21パーセント、乳がんの17パーセント、結腸直腸がんの９パーセントが、肥満の影響を受けているともみられています。

毎日酢をとって大腸がんを防ぐ

腸内環境を整えるために、ぜひ毎日とってほしい調味料があります。それは酢です。

酢は、人が手を加えてつくった最古の調味料といわれ、古代の人たちも健康によいことを知っていました。古代ギリシャにて「医学の父」と称されたヒポクラテスも、病み上がりには酢をとるようすすめていたとも伝えられています。

酢が腸によい理由は、**悪玉菌の過剰繁殖を防ぐ働きがある**ことです。

また、酢の主成分である酢酸には、腸が波打つように動く蠕動《ぜんどう》運動をうながし、排便力を高める作用があります。

便秘はがんを引きよせ、悪化させるリスクファクターの一つです。大便が大腸内に長くとどまると、大腸菌など悪玉菌がこれをエサとし、有害物質を多く発生させるようになります。便秘の人は、大便やオナラが鼻をつまみたくなるほど臭いのは、悪玉菌がつくり出した有害物質のせいです。

なお、便秘でなくても、**大便やオナラが臭いときには、腸内環境が悪玉菌優勢になっていることを知らせるサイン**ですから野菜と酢をもっととりましょう。

悪玉菌がつくる有害物質は、大腸の粘膜細胞を劣化させ、がん細胞を生み出し、大腸がんを発症させる原因になります。しかも、その物質が血液中に吸収され、全身をめぐれば、体内の随所で細胞老化を引き起こすことになるのです。

ですから、大腸がんを含むあらゆるがんを防ぐには、腸の蠕動運動を活発にして便秘を改善することが重要です。

そのためによい成分の酢酸が、酢には豊富に含まれています。

しかも、酢酸には、高血圧を予防し、内臓脂肪がつくのを防ぐ効果があることが知られています。

酢の健康効果を得るには、１日に大さじ１杯（15mL）ほどとることをおすすめします。ただし、酢の健康効果に持続性はありません。とらなくなれば、すぐにもとの状態に戻ってしまいます。そのため、毎日とることが大切です。

なお、原液のまま飲むとのどや胃の粘膜を痛めることがあるため、料理に使うか、水などで5倍以上に薄めて飲むようにしましょう。私は毎日、スープや味噌汁に入れてとるようにしています。

「酢＋食物繊維」で短鎖脂肪酸を得る

酢酸は、短鎖脂肪酸の一種です。

短鎖脂肪酸は、腸内細菌が水溶性食物繊維をエサにすることで腸内での発酵が進み、それによっても生成されることはお話ししました。

でも、酢をとって酢酸を得られるならば、がんばって食物繊維をとる必要がないようにも思えます。どうなのでしょうか。

そもそも短鎖脂肪酸とは、腸壁の粘膜細胞のエネルギー源となる、腸にとって必要不可欠な成分です。腸は、一つの臓器で７つもの大役をこなしていることは前述しました。その働きのため、私たちが眠っている間も、腸は活発に働き続けています。それほどの重労働を担うには大量のエネルギーが必要です。

そのため、酢など食べものに含まれる短鎖脂肪酸は、摂取後すぐに腸で消費されてしまいます。腸が欲するように大量の酢をとるわけにもいきません。前述したように、酢には持続性もありません。

だからこそ、酢と食物繊維は、ともに必要なのです。

酢は、短時間で短鎖脂肪酸を効率よく増やす〝カンフル剤〟。食物繊維は、腸に長くとどまって短鎖脂肪酸を持続して生み出し続ける〝燃料〟。これらを一緒にとることで、両方の効果があわさり、効率よく短鎖脂肪酸を生み出せるようになります。

ですから、私たちが短鎖脂肪酸をしっかりと得られるようになるには、**「酢＋水溶性食物繊維」のコンビでつくる酢の物が最適**です。

私が毎日食べているのは、「酢＋千切りキャベツ」でつくる酢キャベツです。毎日小皿1杯は食べています。キャベツには、前述したように、水溶性と不溶性の食物繊維がバランスよく含まれていて、腸を元気にする最良の野菜です。

「酢＋ワカメ」「酢＋オクラ」「酢＋長いも」「酢＋キノコ」などもおすすめです。

また、オリゴ糖も腸内細菌たちのエサになり、短鎖脂肪酸をつくり出すよい材料になります。**オリゴ糖が豊富なのは、玉ネギ、キャベツ、ゴボウ、ニンニク、大豆など**です。

わが家でつくり置きしているのは、**「酢＋玉ネギ」の酢玉ネギ**です。納豆に酢を混ぜる「酢＋納豆」もさっぱりしていておいしい一品です。また、ニンニクの酢漬けをつくり置きしておくのもよいでしょう。酢にニンニクの風味が加わり、サラダやスープ、炒めものなどにかけるととてもおいしくなります。

酢キャベツ

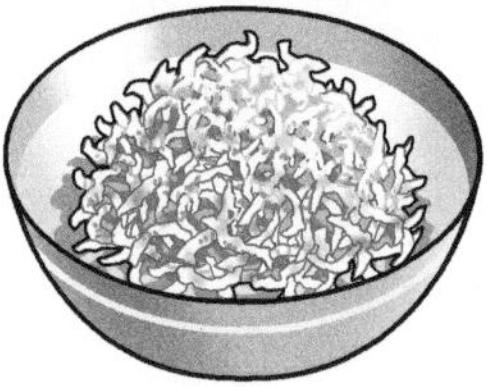

【準備するもの】

- キャベツ…大1/2玉
- 酢…200mL
- 塩…小さじ2
- 粒マスタード（お好み）…小さじ2
- ジッパーつきの保存袋…1枚

★つくり方

① キャベツを洗い、千切りにする。
② キャベツと塩をジッパーつきの保存袋に入れ、しんなりするまで軽くもむ。
③ 酢を注ぐ。お好みで粒マスタードを入れてもおいしい。
④ 袋のジッパーを閉じて、軽くもむ。半日ほど漬け込んだら食べごろに。

たくさんつくり置きしておき、毎日食べよう。

酢玉ネギ

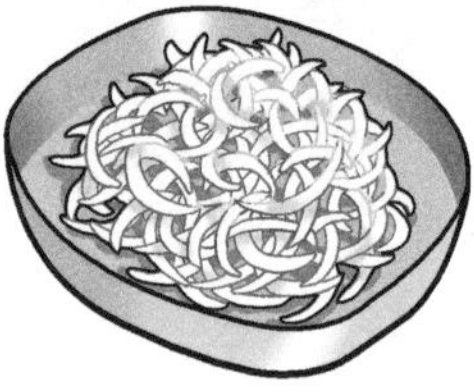

【準備するもの】

- 玉ネギ…1個
- 酢…150〜200mL
- 塩…少々
- ハチミツ…大さじ2
- ジッパーつきの保存袋…1枚

★つくり方

① 玉ネギの皮をむいて、縦半分に切る。芯や芽を除き、繊維に沿ってスライスする。
② ①を30分から1時間室温に置く。そのあと、塩をふりかけてよく混ぜる。
③ ジッパーつきの保存袋に入れ、玉ネギがひたひたになるまで酢を注ぐ。
④ ハチミツを加えてよく混ぜればできあがり。

汁も大さじ1杯飲むとよい。

渋みの濃い緑茶には、がんを抑える効果がある

がんを遠ざけるのによい飲み物もあります。その一つが、緑茶です。

緑茶には、「がん抑制効果」や「老化防止効果」があるとわかっています。

緑茶の名産地である静岡県掛川市は、人口10万人以上の市区町村のなかで、もっともがん死亡率が低く、高齢者の医療費も全国平均より20パーセントも少ないとされています。

がんの死亡率の低いランキングでは、トップの掛川市のほか、静岡県のお茶の産地が名を連ねています。このことから、お茶を飲むことも、がん予防によいだろうと考えられているのです。

緑茶のがん予防作用は、カテキンにあるとみられています。カテキンもフィトケミカルの一種で、**非常に強い抗酸化作用があるとともに、細胞の突然変異を抑える作用を持っている**ことが、多くの研究によって明らかにされています。

その研究に尽力されているのが、静岡県立大学の冨田勳名誉教授です。

冨田名誉教授は、「変異細胞になることを防ぐ効果（抗突然変異活性指数）」と「がん細胞になることを防ぐ効果（抗発がんプロモーション活性指数）」が、緑茶の種類によって異なることも明らかにされました。

それによれば、「変異細胞になることを防ぐ効果」のナンバーワンが粉茶で、「がん細胞になることを防ぐ効果」のナンバーワンが番茶です。

カテキンは渋みの成分です。玉露や上級煎茶のようなうまみの強い高級茶より、**番茶や粉茶のような渋みの強いお手頃価格の緑茶のほうが、がん予防効果は高くなる**のでしょう。

なお、カテキンの細胞内への吸収は、ビタミンAを含む食材と食べあわせると格段によくなるそうです。ビタミンAはレバーやうなぎに豊富です。また、体内でビタミンAに変換されるプロビタミンAは、緑黄色野菜やかんきつ類、マンゴー、柿などに豊富であると前述しました。食事でこうしたものをとり、食後に緑茶を飲む。食後にゆっくりと緑茶を楽しむ日本人ならではの習慣も、がん予防に役立っているのです。

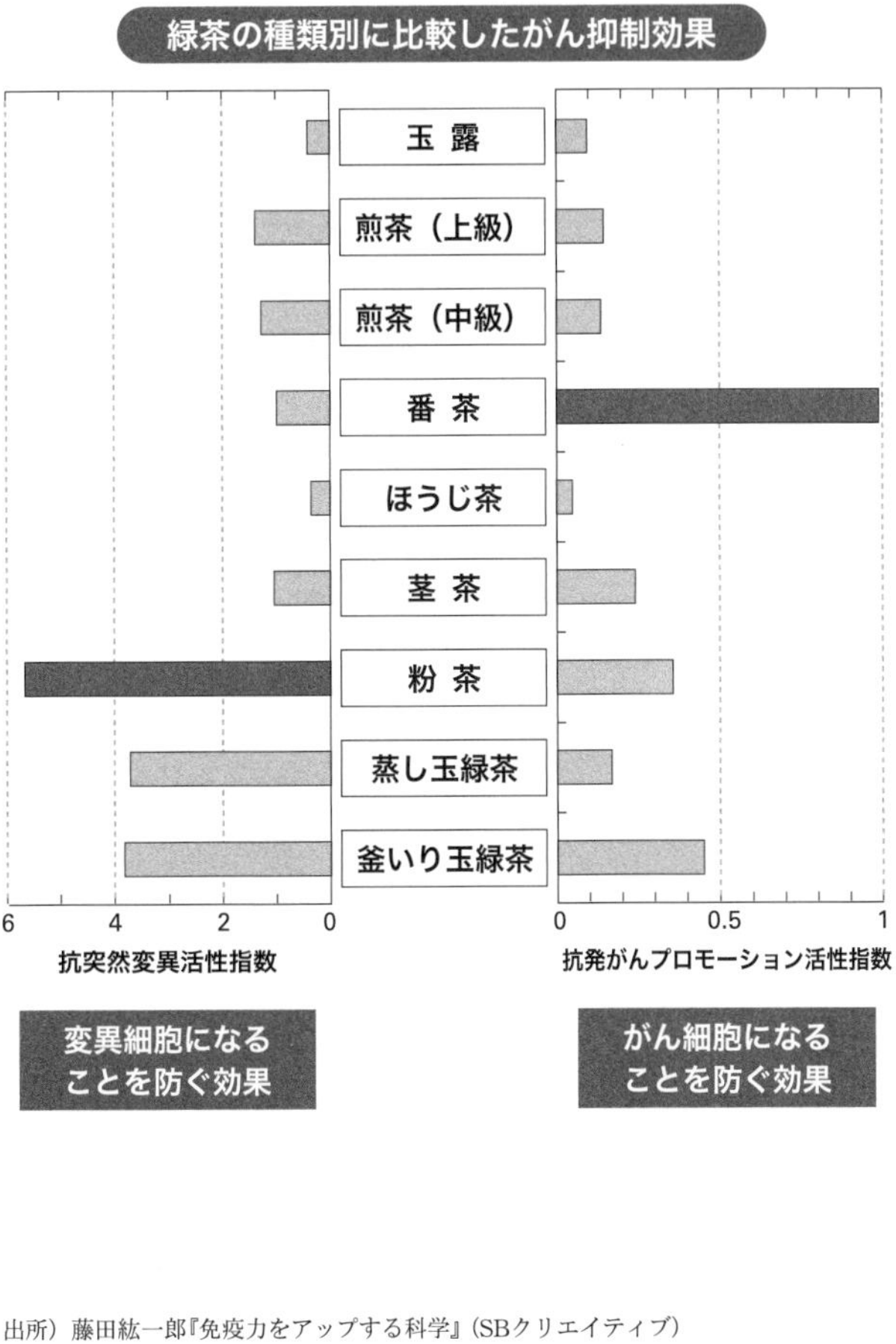

出所）藤田紘一郎『免疫力をアップする科学』（SBクリエイティブ）

主食をとりすぎるとがんが寄ってくる

がんを防ぐには、主食のとり方も重要です。

がん細胞は、解糖エンジンが活発に働き、ミトコンドリアエンジンが抑えられている体内環境で、成長のスピードを上げることは前述しました。

ですから、がんを遠ざけるには、これと正反対のことをするとよいのです。

それには、先述したように**「低糖質・高酸素・高体温」の体内環境を意識してつくり出す**ことです。この三つの条件が整ったとき、ミトコンドリアは働きを活性化させ、がん細胞にアポトーシスをうながす力を十分に発揮します。同時に、解糖エンジンの過度な働きを抑えられ、がんは成長のエネルギーを得にくくなるのです。

そのために、真っ先に改めたいのが、主食のとり方です。

米や小麦粉などの穀類には、糖質が豊富です。とくに避けたいのは、白く精製された穀類。具体的には、**白米、白い小麦粉でつくったうどんやラーメン、パンなど**です。

これらが白いのは、まわりについていた食物繊維や栄養素がきれいにそぎ落とされているからです。そのため、腸ですばやくブドウ糖に分解・吸収され、血液中のブドウ糖量を急激に増やします。これによって、解糖エンジンをいっきに働かせ、ミトコンドリアエンジンの働きを乱してしまうのです。

だからといって、「がんになりたくないなら、糖質を含むいっさいの食べものをやめなさい」というのではありません。ミトコンドリアエンジンが動くとき、解糖エンジンの助けをほんの少し必要とするからです。

問題なのは、糖質の摂取量が多すぎることです。

それは、日本人の食事の平均的な成分比率を見るとよくわかります。糖質が約68パーセント、たんぱく質が約16パーセント、脂質が約11パーセント、ミネラルが約5パーセントとなっています。

これに対し、人体の主な成分比率は、たんぱく質が約46パーセント、脂質が約43パーセント、ミネラルが約11パーセント、糖質はわずか1パーセントです。

人体の組成に対して、摂取している栄養素の比率がまるで合っていないのです。

私たちの食生活が劇的に変わったのは、この数十年です。丼もの、ラーメン、うどん、そうめん、パスタ、パンなど、主食をメインとする料理で食事をすませていないでしょうか。それこそ、がん細胞が喜ぶ食事です。

一方、ミトコンドリアエンジンがスムーズに動く際には、酸素のほか、ビタミン、ミネラルなどを多く必要とします。ビタミン、ミネラルを不足させては、ミトコンドリアエンジンのエネルギー産生力は落ちてしまいます。

ビタミン、ミネラルは、野菜や果物、魚介類などに豊富です。また、玄米や五穀米などの全粒穀物にも多く含まれます。ですから、主食をとるならば、玄米や五穀米などを量を少なめにとるとよいのです。

主食をやめると、脳細胞が若返る

ほとんどの食べものには、少量であっても糖質が含まれます。野菜にもわずかながら含まれます。根菜やイモ類、カボチャなどを食べれば、十分な量を得られます。ミトコンドリアエンジンを動かすには、その程度で十分です。ですから、「エネルギーをつくるため」といって主食をとる必要はないのです。

それなのに、「ブドウ糖は脳の唯一のエネルギー源。だから、糖質の摂取を制限すると、脳はエネルギーを得られず、働きが悪くなったり、頭がボーッとしたりする」と危険視する専門家もいます。

これは間違いです。
脳のエネルギー源は、ブドウ糖だけではありません。「ケトン体」も使うことができるのです。

糖質を制限する食事（糖質制限）によって血液中のブドウ糖の量が減ると、体に蓄えられた中性脂肪が分解され、エネルギー源として使われるようになります。**ケトン体はその際につくられる化合物のこと**です。

ケトン体は、体内のあらゆる細胞にとって、ブドウ糖に比べてはるかに活用しやすいエネルギー源になるとわかっています。

脳の神経細胞にも、とてもよいエネルギー源です。脳はケトン体を積極的に利用しているときのほうが、働きを活性化させるのです。

ですから、「糖質をとらないと、頭が悪くなる」と心配する必要はありません。

しかも、**ケトン体には脳細胞の劣化を防ぐ作用があります。**脳の神経細胞のエネルギー源になるケトン体は、β-ヒドロキシ酪酸という種類です。この化合物には、強い抗酸化作用があって、脳細胞が活性酸素に害されるのを抑えてくれます。

そうはいっても、主食をまったくとれないのは、寂しいという人は多いでしょう。

それならば、**主食はお楽しみ程度に考える**ことです。主食でおなかをいっぱいにしようと考えるのではなく、食事の最後のお楽しみとして、ほんの少しだけ食べる。その程度ならば、ミトコンドリアエンジンの働きを抑えずにすむでしょう。

私ももともと白米やラーメンが大好きでした。糖質制限は60代から始めましたが、70代前半までは昼食のみ、小さな茶碗に半膳の五穀米を食べていました。ふだんの日の主食を完全にやめたのは、75歳のころです。

人工甘味料は危険な「糖化」を引き起こす

がんは老化現象の一つであることは、第1章にてお話ししました。**糖質のとりすぎを改めることは、老化のスピードをゆるやかにすること**でもあります。

砂糖や小麦粉、米などを使ったスイーツやスナック菓子も糖質を主成分とするので、がん細胞が活動しやすい体内環境をつくる食品といえます。

しかも、糖質の多いこれらの食品は、「糖化」を引き起こします。**たんぱく質と糖質が結びつき、たんぱく質が劣化する反応のことを、糖化といいます。**

糖化されたたんぱく質からは、悪玉物質が大量につくられます。それを**「ＡＧＥｓ（エイジス）」**といいます。「終末糖化産物」の略語です。

私たちの体は、主にたんぱく質でできています。身体が消費できる以上の糖質をとりすぎていると、体内のたんぱく質に糖質が結びつき、本来のたんぱく質とは似ても似つかない「糖とたんぱく質の化合物」ができてしまうわけです。これがＡＧＥｓです。

ＡＧＥｓは、たんぱく質と糖質から最終的に生まれる物質の総称で、数十種類あります。これらが生まれる一連の反応は一方通行で、一度生まれたＡＧＥｓはもとのたんぱく質に戻ることがありません。

わかりやすくいえば、もともとはきれいなたんぱく質に、ベトベトの砂糖をまぶしたような状態と考えてください。たんぱく質としては、本来の働きを失っています。それだけではありません。ＡＧＥｓはなかなか排出されず、体内に長期間とどまって血管や組織に沈着し、さまざまな病気を引き起こすのです。

体内に糖質が多ければ、それだけＡＧＥｓがつくられやすくなります。そうして、体の随所を老化させていきます。糖尿病やそれにともなう合併症もＡＧＥｓが原因することがわかっています。

さらに、**ＡＧＥｓががんを発生させる**こともわかってきました。ＡＧＥｓは組織レベルだけでなく、細胞レベルでも蓄積するのです。遺伝情報を伝えるＤＮＡにＡＧＥ ｓが蓄積すると、がん細胞が発生するきっかけとなります。また、がん細胞の表面にはＡＧＥｓと結合する受容体があり、ここにＡＧＥｓが結合すると、細胞間質にシグナルが伝えられて、がん細胞の転移が起こりやすくなるのです。

ですから、がんを遠ざけるには、ＡＧＥｓをできるだけ体内に蓄積させないことが大事です。その方法の一つめが、白く精製された主食や、スイーツ、スナック菓子などをできるだけとらないことです。

二つめは、「フルクトースコーンシロップ」をとらないこと。フルクトースコーンシロップとは、１９７０年代に入り、アメリカで砂糖の代用として生産された甘味料です。

甘さは砂糖の６倍もあり、簡単に安く製造でき、熱に強くて変質しにくいのが特徴です。

このフルクトースコーンシロップは、ブドウ糖に比べてＡＧＥｓ化するスピードが10倍も速いことがわかってきました。しかも、ブドウ糖より依存性が高く、一度摂取するともっと欲しくなる性質があるといわれています。

こうしたリスクの高いフルクトースコーンシロップを、私たち日本人の多くが、日常的にとっています。**多くのペットボトル飲料や缶コーヒー、焼肉のタレ、ポン酢、ドレッシング、お菓子類などに幅広く使用**されています。

これを避けるには、商品を買う際に、パッケージに記載された原材料を確認することです。**「ブドウ糖果糖液糖」「果糖ブドウ糖液糖」「高果糖液糖」**という名前こそが、ＡＧＥｓを急速につくり出すフルクトースコーンシロップの仲間たちなのです。

三つめは、ＡＧＥｓを多く含む食品をとらないこと。**とくに多いのは、フライドポテトやハンバーガーなどのファストフード、ポテトチップなどのスナック菓子です。**また、トーストや焼きおにぎり、グラタンなどの褐色の焦げ色なども、たんぱく質に糖質が結びついてできたＡＧＥｓの仲間です。

カロリー制限には危険な落とし穴がある

肥満はがんのリスクファクターの一つになる、とお話ししました。

これまで、何度もダイエットにチャレンジしてきた人も多いでしょう。その実践法を語るとき、多くの人がまず挙げるのが「摂取カロリーに気をつける」ことではないでしょうか。今では、ファミレスのメニューやコンビニのお弁当にも総カロリー量が表示されています。

しかし、「低カロリーの粗食が体によい」「肉や油（脂）はカロリーが高いので、できるだけ避ける」と考えて、肉や卵の摂取をやめていないでしょうか。こうした人が陥《おちい》りやすいのが、**「新型栄養失調」**です。

「飽食の時代」といわれる現代日本で、栄養失調という言葉にピンとこない人は多いでしょう。ところが、**70歳以上の5人に1人が新型栄養失調になっている**という統計もあります。怖いのは、命を縮める危険性が極めて高い点です。

そもそも、高齢になると食物の消化吸収能力も次第に落ちてくるので、低栄養になりやすくなります。そこに加えて、「カロリーが高いから」と肉や卵を食べないでいると、たんぱく質不足に陥り、健康を維持できなくなるのです。

自分が新型栄養失調になっていないかを知るには、血液検査の**「血清アルブミン」**の値を見るとわかります。血清中に含まれるたんぱく質の一種で、食事によるたんぱく質の摂取量に敏感に反応するため、体の栄養状態を示す一つの基準とされています。

血清中には数種類のたんぱく質がありますが、なかでも血清アルブミンの含有量がもっとも多く、約6割を占めています。新型栄養失調は、血清アルブミンの値が3・5mg／dL以下の人が診断されます。

血清アルブミンには、血液中の水分量を保って浸透圧を維持する働きがあります。これによって血液が正常に循環しています。

また、さまざまな物質と結びつく作用が強いという特徴もあります。その働きのおかげで、ミネラルや脂肪酸、酵素、ホルモンなど、身体機能を恒常的に保つ物質が必要に応じて届けられています。よって、血清アルブミンの量が減ってしまうと、多くの不調がもたらされることになるのです。

たとえば、血管や血液をつくる材料が不足し、脳出血が起こりやすくなります。赤血球がつくられなければ、貧血になります。筋肉も減って力が入りにくく、やがて寝たきりになります。さらに、免疫細胞も減ってしまうので、がんが起こりやすい状態にもなってしまうのです。

ですから、たんぱく質の体内量を減らしやすい**高齢の人ほど、肉や魚、卵などをしっかりとる**ことです。実際、**センテナリアン（百寿者）の人は、動物性たんぱく質を日本人の平均より多くとっている**ことが報告されています。

反対に、たんぱく質の摂取量が少なくなると、寿命を縮めることもわかっています。

慶応義塾大学医学部、百寿総合研究センターの広瀬信義博士の研究によると、血清アルブミンの値が４・２㎎／dL以上であれば１年後に亡くなる人はほとんどいません。ところが、３・５㎎／dL以下になってくると、１年後に約半数が亡くなっているということです。

ステーキは週２回、卵は毎日食べる

たんぱく質は、アミノ酸という最小の成分に腸で分解されたのちに吸収されます。

アミノ酸の数は全部で20種類。このうち９種類は体内で合成できず、食事からとる必要があるとして、「必須アミノ酸」と呼ばれています。

アミノ酸は体内に吸収されると、それぞれの場所で目的にあわせて結びつき、再びたんぱく質に合成されます。そうして細胞の材料になったり、遺伝子をつくったりするのです。

このため、人体が欲するようにアミノ酸をバランスよく含んだ食品をとることが望ましいのです。

そのとき、参考となるのが「アミノ酸スコア」です。９種類の必須アミノ酸のバランスから数値化されたもので、それぞれが必要量を満たしているとき、その数値は１００とされます。反対に、必須アミノ酸のバランスが悪いものは、数値が低くなります。

がん予防には、「牛肉や豚肉などの赤身肉を控えたほうがよい」とはよく聞くところです。ただし、これらはアミノ酸スコア１００の食品です。人体が欲するように必須アミノ酸を抱えています。新陳代謝によって丈夫で若々しい細胞をつくるには、肉を適度に食べることが必要なのです。

一方、「たんぱく質は豆腐など大豆食品からとればよい」という菜食主義の人もいますが、豆腐のアミノ酸スコアは80で、人体が欲するバランスではアミノ酸が不足しています。大豆にはイソフラボンなどのフィトケミカルも豊富で、がん予防に大事な食品ですが、たんぱく質の供給という意味では、満点ではないのです。

実際、センテナリアンに菜食主義の人はいません。**豆腐や納豆を食べているだけでは、血清アルブミンの数値を正常に保てない**からです。

さらに、「肉を食べてはいけない」という人たちは、コレステロール量を問題視します。**しかし、がんを遠ざけたいならば、コレステロールこそ必要です。**細胞膜の材料になるからです。コレステロールが不足しては、質のよい細胞膜をつくれず、活性酸素に攻撃されると、たやすくがん細胞に変異してしまう弱い細胞しか生み出せなくなります。

しかも、コレステロールは性ホルモンの材料にもなります。性ホルモンは性的魅力をつくり、生殖に必要な分泌物と思われていますが、50歳を過ぎた人にとっては、いきいきと輝いて生きていくために必要なホルモンとなります。50歳を過ぎると、男女ともに分泌量を著《いちじる》しく減らしてしまいますが、これを枯渇させては元気ではいられません。その分泌量を増やすには、コレステロールが必要なのです。

今、**世界の新常識は「コレステロールは少々高めのほうが長生き」**というものなのです。数値が多少高いからといって、心配することはありません。

ただ、コレステロールが活性酸素と結びつくと、過酸化脂質という悪玉物質に変わります。ですから、肉を食べるときにはとくに野菜をたっぷり一緒にとって、フィトケミカルを十分に体に送り込んであげることです。

もう一つ、肉は食べる頻度も重要です。

実は、動物性の脂質やたんぱく質は、悪玉菌の大好物でもあります。これを頻繁に大量にとってしまうと、悪玉菌を過剰繁殖させてしまいます。肉を食べすぎたあとに、大便やオナラが臭くなるのは、その証しです。

腸内環境を乱さずに肉を食べるには、ステーキを週に2回食べる頻度が最適です。

この程度ならば、腸内環境を大きく乱す心配はありません。牛肉でも豚肉でも鶏肉でも、好きな肉を腹八分目になるよう加減していただくとよいと思います。

なお、卵もアミノ酸スコア１００の食品です。「完全栄養食」ともいうように、現代人に不足しがちなビタミンやミネラルも豊富です。私も卵は毎日欠かさず食べています。

サラダ油をやめなさい

がんは老化現象で起こるのですから、細胞分裂によって健康な細胞をつくることが、がん予防には重要です。

そのためには、油のとり方も変えていきましょう。油には、細胞膜の材料になる脂肪酸が含まれます。細胞膜は、細胞を守る大切な壁です。しかも、栄養素や酸素をとり込み、不要物を外に出す働きも行っています。細胞間の連携もとっています。健康な細胞をつくるには、細胞膜の質がよいことが大前提なのです。
脂肪酸にはいくつかの種類がありますが、調理に使う油には主に「オメガ3脂肪酸」「オメガ6脂肪酸」「オメガ9脂肪酸」が含まれています。このうち、オメガ3脂肪酸とオメガ6脂肪酸は、体内で合成できず、食事からとる必要があることから「必須脂肪酸」と呼ばれています。

健康な細胞膜をつくるには、オメガ3脂肪酸とオメガ6脂肪酸の摂取バランスが重要です。それぞれに異なる働きを持つためです。

オメガ3脂肪酸は細胞膜を柔軟にします。また、炎症を抑える働きを持ちます。

オメガ6脂肪酸は細胞膜を丈夫にします。一方で、炎症を起こす働きを持ちます。

そのため、オメガ6脂肪酸を主成分とする油をとりすぎると、**慢性炎症が生じやすく、がん細胞が発生しやすく、がんが起こったときに転移しやすい体になってしまう**のです。

このように避けたほうがよいオメガ6脂肪酸の油とは、**サラダ油です。紅花油、ひまわり油、綿実油、大豆油、コーン油、グレープシードオイルなども該当**します。毎日の調理でこれらの油を使っている人は多いのではないでしょうか。

オメガ6脂肪酸は必須脂肪酸で、体に必要な栄養素でもあります。問題なのは、とりすぎることです。オメガ6脂肪酸はあらゆる植物、そしてほとんどの食べものに含まれる栄養素なのです。

つまり、ふつうに食事をすれば、体が必要とするオメガ6脂肪酸を十分に摂取できます。それなのに、オメガ6脂肪酸の含有量の多い油をとっていると、体内量が多くなりすぎてしまいます。

一方、オメガ3脂肪酸を主成分とする油は、**亜麻仁油やエゴマ油、インカインチオイルなどだけ**です。食べものにもオメガ3脂肪酸は含まれますが、魚介類などに限られます。

このため、現代日本人の必須脂肪酸の摂取バランスは、大きく乱れやすくなっています。**オメガ3脂肪酸とオメガ6脂肪酸の理想の割合は1対4**です。ところが実際は、1対10〜30にも偏っているとみられています。がんを遠ざけるには、このアンバランスを正すことも必要です。それには、サラダ油などオメガ６脂肪酸の多い油を日常的にとるのをやめたほうがよいのです。

反対に、オメガ３脂肪酸の多い亜麻仁油、エゴマ油、インカインチオイルなどを食事にとり入れることです。ただし、これらの油は酸化しやすい性質を持っています。**加熱調理に使えない**のです。そこで、野菜や豆腐、納豆、味噌汁などにかけて、１日に大さじ１杯ほどとることをおすすめします。

調理にはオリーブオイルを使う

サラダ油などを使わないとすると、加熱調理には何を使うとよいでしょうか。

おすすめは、エクストラヴァージン（ＥＶ）オリーブオイルです。

酸度０・８パーセント以下で鮮度のよいオリーブオイルだけが、「ＥＶ」を名乗れる規定があります。この油には、**30種類以上ものフィトケミカルと抗酸化作用に優れたビタミンＥが豊富**です。そのため、酸化しにくい性質を持ち、加熱調理に使っても問題ありません。

しかも、オリーブオイルの主成分はオメガ９脂肪酸のオレイン酸。炎症をうながす作用は持っていません。体内で必要に応じてつくり出せる脂肪酸であるため、必須脂肪酸の摂取バランスを乱す心配もないのです。

さらに、オリーブオイルは**保湿効果に優れていて、摂取すると腸が温まり、動きが活発化**します。また、腸が内容物を肛門のほうへと押し出していく潤滑油の役割もはたします。**腸を温め、腐敗物質をため込まないことに一役買ってくれる油**なのです。

イタリアでは、便秘予防のために、毎朝スプーン１杯のオリーブオイルを飲む人も多いといいます。

ただし、ＥＶオリーブオイルと名乗っていても、品質には商品でだいぶ差があります。昔ながらの低温圧搾（コールドプレス）という製法でつくられた油は、生鮮食品であり、光に弱いという性質があります。購入にあたっては、**「黒っぽいビンに入っていること」「プラスチックの容器が使われていないこと」「極端に安すぎないこと」**を目安に選ぶとよいでしょう。

マーガリンや揚げ物は免疫力を下げる

「トランス脂肪酸を含む油」も避けたい油です。トランス脂肪酸を多く含むものはマーガリンやショートニング、揚げ油などです。

マーガリンやショートニングは、原材料に植物油を使います。植物油は通常、融点が低く、常温では液体を保ちます。しかし、マーガリンは常温でも固形です。「水素添加」という方法で、液体であるはずの油を固体に変えているためです。こうすることで、バターの代わりに使えて酸化しにくく、保存期間も長いマーガリンができます。安価で大量に生産できるというメリットもあります。

しかし、そこに落とし穴がありました。「水素添加」という製造法は、「トランス脂肪酸」という悪しき成分をたくさんつくり出すのです。

トランス脂肪酸は、とてもいびつな形をした脂肪酸です。脂肪を研究している化学者の間では、油に水素添加することを「オイルをプラスチック化する」といいます。

人工的につくり出されるトランス脂肪酸は、プラスチックと同じように、自然界の力では分解されにくい性質を持つのです。

事実、**トランス脂肪酸が人体に入ると、分解や代謝に多くのエネルギーと時間を消費します。大量のミネラルやビタミンも消耗します。**

しかも、トランス脂肪酸は、必須脂肪酸の働きを妨げます。細胞膜の材料として入り込み、構造や働きを不完全なものにしてしまうのです。そうして細胞の栄養状態が悪く、細胞間の伝達機能も衰えた細胞膜を、トランス脂肪酸はつくり出します。

細胞膜が不安定になれば、わずかな刺激でも炎症が悪化しやすくなります。慢性炎症のある、がんが発生しやすい体内環境が築かれるということです。

トランス脂肪酸が免疫力を低下させるという報告も相次いで行われています。ＮＫ細胞やキラーＴ細胞などの働きを悪くしてしまうためです。

また、揚げ油も、高温で油を熱するうちにトランス脂肪酸が発生します。「がんにはなりたくない」といいながら、フライドポテトや唐揚げ、トンカツなどの揚げ物、ポテトチップなどのスナック菓子を食べている人がいます。これはとてもおかしなことなのです。

なお、**手づくりパンやドーナツのお店**でも、ショートニングをよく使っています。食感がサクッとおいしく仕上がるからです。ここも注意するポイントです。

味噌には放射線の害を抑える作用がある

日本には多くの発酵食品があります。発酵食品は、がんを遠ざけるうえで役立ちます。

発がん性のある放射線の害をやわらげる働きがあるからです。

放射線が恐ろしいのは、活性酸素を多量に発生させ、隣りあった細胞を次々に傷つけて、がん細胞を増やしてしまうことです。発酵食品が放射線の害をやわらげるために役立つのは、細菌類や酵母、カビ類が多く棲息しているからです。

地球上にまだ強力な放射線が降り注いでいた時代、細菌類や酵母、カビ類などの微生物が繁殖していました。彼らを放射線の害から守っていたのは、細胞壁にあるβ-グルカンです。このフィトケミカルには放射線に対する強い抵抗性があり、それが活性酸素を消去させる働きをします。細菌などの微生物は、細胞壁にβ-グルカンを持つことで放射線から身を守ってきたのです。

広島での原爆後遺症の調査では、「味噌を食べていたので、後遺症が軽くてすんだ」という報告があります。広島大学の伊藤明弘名誉教授らは、味噌に放射線の障害を防ぐ働きがあることをマウス実験によって証明しています。

この報告では、味噌の熟成期間が長くなるほど効果も高くなったとのことです。味噌は熟成するほど発酵菌が多くなります。細菌が多いほど抗酸化作用が高まるからです。ですから、**毎日食べる味噌は、できるだけ熟成したものを選ぶ**と、がん予防によいでしょう。

納豆も体によいといわれる発酵食品です。納豆菌は枯草菌の一種で、これは日和見菌に分類される土壌菌の仲間です。納豆を食べると腸内環境がよくなるのは、納豆菌をとり込むことで、腸の最大勢力である日和見菌が刺激され、働きを活発にするためです。

1万年前の人が飲んでいたような湧き水を飲む

そしてもう一つ大切なのが、飲み水です。

体は、１万年前の昔から人が飲み続けてきたような自然の水を欲しています。

大人の体は、体重の約60パーセントが水分です。体重70キログラムの人ならば、約40リットルの水分を体に持ち、約２・５リットルが日々入れ替わっています。その失われていく水のうち、１リットルは食事などから補われます。残りの１・５リットルは、飲み水から供給されます。この飲み水がどのようなものかで、体調も変わってきます。

なぜなら水は、血液やリンパ液となって循環しながら、免疫細胞や栄養素、酸素を運び、老廃物の排泄を行い、体温や体内の浸透圧を一定に保ち、細胞間の乱れを正すなど、生命という壮大なドラマのなかで、何役もの働きをしているからです。
腸も、遺伝子も、免疫細胞も、水がなければ働くことができないのです。

では、どのような水をふだんから飲んでいると、がんを遠ざけるのに役立つでしょうか。

塩素などの化学物質を含まない、天然水です。それは雨や雪解け水が地中深くにしみ込み、地層によってゴミや汚れがろ過され、同時に地層内のミネラルを吸収した湧き水です。

湧き水というと、「雑菌がいて、体によくないのではないか」と心配になるかもしれません。１万年前は自然環境がよく保たれていたので、地下からの湧き水に雑菌が混入することなどありませんでした。現在も、自然環境がよく、人が踏み入れることのない土地からは、雑菌のないきれいな水が湧き出します。そうした水は、パッケージに**「非加熱」**と示されます。それは、１万年前と同じく、加熱殺菌せずとも安心して飲めるクリーンな水ですよ、という証しだと考えてよいでしょう。

また、天然水は、雨や雪解け水が鉱石層を通過する際、多くのミネラルを溶かし込んでいます。ですから、採水地によって含まれるミネラル成分もその量も異なります。そのミネラルこそが、私たちの健康に影響してきます。そんなミネラルを含む水は、原材料欄に**「鉱水・鉱泉水・温泉水」**と示されています。

シリカ入りの天然水が細胞膜を強くする

天然水には、カルシウム、マグネシウム、カリウム、ナトリウム、サルフェート、バナジウムなどのミネラルなどが含まれます。その一つに、シリカがあります。

シリカは、「ケイ素」とも呼ばれ、石英《せきえい》や水晶などの鉱物に含まれています。結晶の状態になったシリカは発がん物質に分類されていますが、水に含まれるのは水溶性で無害です。その分子は、私たちの体内にもあるものです。人体に存在するシリカの分子も水溶性で、私たちの体に溶け込んでいます。

水溶性のシリカは、細胞膜にあって、弾力を保つ働きをしています。細胞膜の状態がよいことが、がん予防には大切であることはくり返し述べてきました。

また、血管の強度を保つのもシリカの働きです。免疫細胞が全身をくまなくスムーズにめぐるには、血管の状態も非常に重要です。

皮膚や骨、爪、毛髪などをつくるうえでも必要な成分で、不足すると肌のハリやツヤが失われ、外見の老化も進んでいきます。

このように、シリカは細胞も外見も若々しくあるために重要な成分ですが、体内でつくり出すことができません。しかも成人で１日に10～40mgも失われていきます。失われたままにしていては、細胞も血管も老化が進んでしまうのです。

かつての日本人が、シリカ不足になることはありませんでした。シリカは玄米や粟、キビ、ヒエなどの雑穀に豊富に含まれているからです。昔は、雑穀を日常的に食べていたので、シリカを十分に補えていたのです。

しかし今では、よほど健康志向の高い人でなければ、口にする機会がないでしょう。このことが、日本人のシリカ不足を招いています。

天然水のなかには、シリカを含むものがあります。しかも、天然水に含まれるミネラルはイオン化されていて、ほぼ１００パーセント体内に吸収できます。

とくに**九州の霧島地方の天然水には、シリカが豊富**です。初めてここの水と出あったとき、日本にもこれほどシリカの豊かな水があったのかと驚きました。私が毎日飲んでいるのは、「ドクターウォーター」「ドクターシリカウォーター」「のむシリカ」などです。

ただ残念なのは、九州の行政に理解が薄く、生水のまま商品化できなかったことです。加熱すれば水の生理活性が失われます。そこで霧島連山の地下水をくみ上げたら、ほんの短時間だけ高熱処理し、急速に冷却することで、水の生理活性を守るよう工夫しています。

また、島根県の三瓶山《さんべさん》の水「さひめの泉」もシリカが豊富です。三瓶山は五大霊山の一つです。その地層に長年ろ過されて湧き出した地下水を、生理活性を失わせないよう細心の注意を払って10秒間のみ滅菌した、とても飲みやすい水です。

さらに、もう一つ私がよく飲むのは、四国カルストの鍾乳石《しょうにゅうせき》からわき出した「そっこん水」です。シリカが豊富で、まったく加熱殺菌せずに商品化された非加熱の水です。

ほかにも、日本には健康増進によい水が数多くあります。

一方、日本以外にもよい水はたくさんあります。とくにヨーロッパでは、水源周辺の自然環境保護が非常に厳しく行われています。そのため、水の生理活性の高い非加熱の水が多く、ミネラルも豊富です。有名な水では**「エビアン」「ボルヴィック」「コントレックス」「ゲロルシュタイナー」**などがあるでしょう。

水は、だいたい2週間、1日に少なくても1・5リットル飲み続けてみると、自分の体にあった水かどうかがわかります。肌質や便通がよくなり、体調が改善してきます。ここが自分の体によい水かどうかを見わけるポイントになるでしょう。

第5章

がんを遠ざける生活習慣のコツ

食事でストレス発散する人は、がんリスクが高い

以前のことです。ファミリーレストランで食事をしていると、目の前の席に、小太りで頭の禿《は》げあがった男性が座りました。

そこのファミレスは、メインの肉料理に、サラダとスープの食べ放題がセットになっています。彼は店員にメインをオーダーすると、続けざまに大盛りのサラダ3皿をテーブルに持ってきました。1皿めは山盛りのトマト、2皿めは山盛りのポテトサラダ、3皿めは山盛りのホウレン草でした。「いざ食べ始めるのか」と見ていると、今度はスープをとりに行き、スープバーにあった3種類のスープをすべて持ってきました。

ここでちょうどよくメインの巨大ステーキが運ばれてきました。彼はまずステーキを大口をあけて食べ、次に右から順番にサラダとスープをきれいに平らげました。あれだけ食べたら、おなかがパンパンでさぞ苦しいだろうと思いました。ところが、

彼の額は大量の汗が光っていたものの、表情はとても幸せそうでした。

　そんな彼の食べっぷりに私がひきつけられたのは、過去の自分を見ているようだったからです。


かつて、私にも同じような食べ方をしていたことがありました。


　私はある会社の要請で、中国で働く日本人の健康管理の仕事を長年していました。当初は１００人前後の検診をかねた健康診断でした。こぢんまりした検診だったので、仕事のあとは仲間と観光などをして楽しく過ごしていました。

　しかし、15年もすると受診者の数が５０００人近くにもなり、たずさわる医師や看護師などスタッフの数も増え、受診者からの要望も複雑化し、さまざまな対応に追われるようになりました。

　それとともに、イライラすることが多くなり、よく眠れなくなりました。

　そんなストレスのたまる日々の楽しみは仕事後の食事。中国での食事は再生油や残留農薬の問題があるから危険とわかっていましたが、自分の食欲をとめられませんでした。

そのときの私の風貌《ふうぼう》は、赤ら顔で髪の毛は薄く、おなかは飛び出て、間違ってもスタイルがよいとはいえないものでした。体はいつも疲れていて風邪もひきやすく、帰国後に血糖値を測ると糖尿病の基準値を大きく上回っていました。

あのときの自分が、ファミレスの目の前にいる小太りの彼と重なりました。

満腹まで食べることで脳は満足し、ストレスが発散された気になっていたのでしょう。しかしそれは、一時的なもので、あとになるとかえってイライラが増えました。胃と腸は泣いたり怒ったりしているようで胃酸が逆流し、胃薬が欠かせず、おなかが張って臭いガスばかり出て、口臭にも悩まされました。

食事でストレス発散する人は、外見が老けてしまうだけでなく、体内環境も悪化し、心身ともに病気をつくり出しやすい状態になってしまうのです。

もしもあのまま食生活を改めなかったら、私は糖尿病を重症化させていたでしょう。おそらくがんにもなっていたはずです。

あのころの食生活は、人として自然な姿から遠くかけ離れたものだったからです。

12時間「何も食べない時間」をつくる

最初の人類が地球上に誕生したとされるのが、約700万年前。世界で農耕が始まったのは、およそ1万年前とされます。それ以前の人類は狩猟採集で食糧を得てきました。

自然を相手に食べものを探すなか、満足に食べられないことのほうが多かったでしょう。満腹になるまで食べることなどなく、少しでもおなかに入れられれば十分としていたはずです。幾度となく飢餓も経験しました。

私たちの体は、そんな環境を生き抜くなかで進化してきた産物ともいえるでしょう。人の体には空腹こそ自然で、満腹は異常です。1日3回、満腹になるまで食べていたら腸の消化吸収能力が追いつかずに働きが乱れ、免疫力が下がり、細胞が老化し、がんが起こりやすくなるのは、当然のことだったのです。

反対に、空腹を感じることが、人の体を健全に保つには必要です。

ですから、**１日に１度、12時間は「何も食べない時間」をつくりましょう。**たとえば、夜の７時に夕食をとったら、朝の７時まで何も食べないだけでよいのです。それだけで、人体最大の免疫器官である腸の働きを整えることができます。

また、毎日の食事は、**満腹になるまで食べず、腹八分目でよしとする**こと。そして、よく噛んで一口一口を味わって食べること。食べものの豊富な現代では、流し込むように食事をする人が多くなっていますが、そんな食べ方は胃腸の負担を大きくし、がんを起こしやすい体を自らつくってしまうことにもなるのです。

腸への刺激でリズムを整える

私は75歳を過ぎたころから、朝食をやめました。朝食を抜けば、食事の間が16〜17時間はあき、空腹の時間をより長くつくれます。血液中のブドウ糖の量が減れば、体は脂肪を分解してケトン体をつくり出します。前述したように、ケトン体には抗酸化作用に優れていて、活性酸素の害を防ぎ、細胞が若々しくなるよう働く力があります。

ただし、朝食を抜くかどうかは、ご自身の体と相談するとよいと思います。朝食をとったほうが調子がよい人もいれば、抜いたほうが胃腸がスッキリして心地よいという人もいるでしょう。私も以前は１日３食とっていましたが、朝食抜きを始めたのは、75歳を過ぎて活性酸素が発生しやすい体になり、慢性炎症も気になり始めたからです。でも、朝食を抜くとしても、何も口にしないのはいけません。腸のリズムを守ってあげられなくなるからです。


私たちの体は、宇宙のリズムに呼応して動いています。この規則性を「サーカディアンリズム」といいます。「サーカ」とは「おおむね」、「ディアン」は「１日」という意味です。

地球が誕生した約46億年前は、地球の自転周期は5時間ほどでした。10億年前は約20時間、５億年前は約21時間という周期で、１日がだんだん長くなっていき、今はおおむね24時間となっています。

そうした地球の自転周期のなかで誕生し、進化してきた私たちの体には、24時間11分のサーカディアンリズムがあると、ハーバード大学が最近の研究によって報告しています。私たちの実生活は24時間で回っていますが、体は24時間11分のリズムで動いているということです。

このズレは、毎日リセットする必要があります。わずか11分のズレであっても、リセットしていかなければ生体のリズムがどんどん後ろにずれていき、心身の健康を害することになるからです。

このズレを正すのが、朝、口に入れるものです。口からものをとり込むと腸が刺激されます。**この腸への刺激が、生体のリズムをリセットさせる**のです。

そのために実践してほしいのは、**起きたら冷たい水をコップ1～2杯いっきに飲むこと**です。これによって腸を刺激し、それがさらに体を刺激していくことになります。朝のキリリと冷えた水が、サーカディアンリズムによるズレを正してくれるのです。

また、私は脳を目覚めさせるために、コーヒーを1杯飲みます。この**コーヒーにMCT（中鎖脂肪酸）オイルやココナッツオイルをスプーン1杯入れると、ケトン体が**

つくられやすくなるといわれています。これらのオイルに含まれる中鎖脂肪酸という成分は、腸からの吸収が速く、肝臓ですみやかにケトン体に分解され、エネルギー源として使われます。

さらに、朝日を浴びることも大事です。朝の強い日の光を浴びることも、サーカディアンリズムによるズレをリセットするには必要です。ですから、朝起きて冷たい水を飲んだら、外に出て、朝日を浴びながら深呼吸をすること。**こうしたささやかな生活習慣も、がんにならないためには大切なこと**なのです。

昼夜逆転生活の人はがんになりやすい

昼夜逆転型の仕事やシフトワークの人に、がんが多いことは、かねてから報告されていました。昼夜が逆転する生活や不規則な生活では、食生活が乱れやすく、疲労がとれにくいことや、労働環境が過酷になりやすいことなどが問題なのだろうと考えられていました。

しかし、近年の研究によって、**サーカディアンリズムを無視した生活が発がんをうながしている**ことが明らかになってきています。

私たちの体は、約37兆個の細胞で構成されています。一つひとつの細胞核には、「生物の設計図」といわれる、膨大な数の遺伝子が詰め込まれています。その一部には、「時計遺伝子」と呼ばれる十数個の遺伝子が含まれます。

がん細胞は、この時計遺伝子に異常が起こったときにも発生することがわかってきているのです。

膨大な数の細胞が周期的に正しく分裂を行えるのは、時計遺伝子がすべての細胞に組み込まれ、正常に働いているためです。

しかし、時計遺伝子に異常が生じると、細胞が分裂するまでの周期に狂いが出ます。これが、がん細胞が誕生する要因の一つになると考えられるようになってきたのです。

だからこそ、がんを発症させたくなければ、規則正しい生活を送ることが大切です。

ポイントは三つ。

一つめは、**朝起きたらまずは水を飲んで、外に出て、朝日を浴びながら深呼吸をす**

ること。

二つめは、**食事の時間をだいたい同じにすること**です。食事は、腸の働きを活発化させ、体内のリズムをつくっていくうえでも大切なものです。サーカディアンリズムと実社会のリズムのズレを正すためにも、ご自身のライフサイクルから食事の時間を決め、できる限り同じ時間にとりましょう。

三つめは、**その日のうちに眠ること**です。最適な睡眠時間は、人によって異なりますが、だいたい7時間睡眠の人が多いようです。朝6時に起きるならば、夜11時には眠る。この眠る時間をできるだけずらさずに暮らすことも重要です。

ただ、仕事の関係で、朝起きて、その日のうちに眠ることができない人もいるでしょう。

この場合は、ご自身のライフサイクルから、眠る時間、起きる時間、食事の時間を決め、そこをできる限りずらさずに過ごすことです。そして、起床後にはキリリと冷えた水をまず飲み、外に出て深呼吸をする。こうやって時計遺伝子の働きを狂わせないように気をつけていくとよいと思います。

年齢に見合った運動量を知っておく

座りがちで、体をあまり動かさずとも、食べものがいつでもどこでも手に入る現代の生活。こうした体を動かさない生活を送っていると、**体が冬眠中と勘違いする**という説があります。

この説は、クリス・クロウリー、ヘンリー・ロッジ著『若返る人――50歳のまま、80歳、それ以上を迎える』（エクスナレッジ刊、沢田博、佐野恵美子訳）に記されています。

ヘンリー・ロッジ博士は「60代でも70代でも若い肉体のままいることは可能」と述べ、そのためにもっとも重要なのは「運動」としています。

運動不足でいると、人間の脳は今が「冬」であると判断し、体は代謝を低下させ、余分な栄養としてすべて脂肪を蓄えます。そうして脳と肉体を衰弱モードに切り替える、というのです。体が衰弱すれば免疫力も低下して、病気になりやすくもなります。

反対に、大昔、狩猟採集をやっていたころのように適度に体を動かせば、脳は「春」と判断し、代謝が活発になって、細胞の修復や成長が進むとのことです。

したがって、若返りのためには何よりも運動が重要とロッジ博士は主張しているのです。

ただし、「がんをつくらないための運動」としては、注意しなければいけないことがあります。**運動も「やりすぎ」はよくない**のです。

適度な運動なら血管の内皮細胞から抗酸化物質が出てきて、がん予防によいことがわかっています。ところが、**激しく動きすぎると、活性酸素が大量に出てしまい、それが抗酸化物質の効果を上回り、がん細胞を増やすリスクを高め、免疫力を低下させる**ことにもなってしまうのです。

実際、広島大学の東幸仁教授らは、20代男性に固定式自転車を1回30分、強い負荷で週に5〜7回こいでもらう実験をしています。結果、12週間後に体内に酸化ストレスで壊れたＤＮＡの断片などがたくさん見つかったとのことです。

スポーツクラブへ行くと、死にそうな表情でがんばっている人たちがいます。がんばればがんばるほど健康によいと信じているのかもしれませんが、そうではありません。活性酸素の発生量を増やせば、がん細胞の発生数も多くなってしまいます。

ですから、**心地よいと感じる程度に体を動かす**こと。これこそが「がんをつくらないための運動」としては最適なのです。

「激しくきつい」運動はいけない

では、適度な運動とはどのようなものでしょうか。

これは、人によっても違いますし、同じ人であっても年齢で変えていく必要があります。

はっきりしているのは、**「激しくきつい」運動はいけない**ということです。

アスリートは、日々体を鍛えていて、さぞ健康な体をしているのだろうと思ってしまいます。しかし実は、日々、体をいじめ抜いているため、活性酸素の発生量も多く、免疫力も落ちやすくなっています。風邪などの感染症にかかりやすいのです。ですから、大事な試合前などには、厳重な体調管理が必要とされます。

反対に、あまりに楽な運動でも効果がありません。**安静時より１・５倍ほど心拍数が増えるくらいの運動**がよいといえます。具体的にいうと、**運動をして「気持ちがよい」「ちょっとキツイけれども楽しい」と感じる程度**です。

まとめますと、運動しても苦しいばかりでつらいと感じるのは「やりすぎ」。一方、運動して「ラク」「簡単」と感じるのは、「強度がたりない」という状態です。

こうした感覚は、人によっても年齢によっても異なります。自分の体のコンディションに応じて変化させていきましょう。

ただし大事なのは、難しく考えず、とにかく体を動かすことです。歩くだけでもがんの予防にはよいのです。

実際、歩くことが健康によいという調査結果は、昔から知られています。有名なのが、１９５０年代に発表された、職種と心臓病との関係です。

その一つは、ロンドンの2階建てのバスの運転手と車掌を比較したものです。車内の階段を上がったり下りたりして動きまわる車掌のほうが、あまり体を動かさない運転手よりも、心臓病の発症が少なかったという報告です。

もう一つは、郵便局内の事務職の人と外で郵便物を配達している人との比較です。事務職にある人のほうが心臓病の発症が明らかに多いという結果でした。

歩くだけならば、心拍数を大きく上げてしまう心配もなく、ほどよい運動を簡単に実践できます。週に数回、30分から40分歩くだけで生活習慣病の予防になり、健康や体力を増進できることは間違いありません。

また、最近まで「少なくとも1時間持続した運動でなければ体脂肪がエネルギーとして使われない」と、比較的長時間の運動がすすめられていました。

しかし、これは正しい情報ではありませんでした。

運動療法による肥満の減量の効果は、1日1回60分間行う運動と、1回10分ほどの運動を数回にわけて合計60分行う運動との間に、ほとんど差がないことが実証されています。

毎日10分のエクササイズでもいい

私のような年齢になってきたら、10分ほどの簡単なエクササイズを1日に2回行うだけでも十分な運動になります。若い人でも、今、ほとんど動かない生活をしているならば、まずは簡単なエクササイズから自宅で始めてみるとよいでしょう。

そこで、私がふだん自宅でやっているストレッチと体操を紹介します。

〈足首をのばす運動〉

① 椅子に座り、左足をまっすぐのばす。かかとを突き出し、つま先を体のほうに向けるようにして足の裏側を心地よいと感じるまでにのばす。「1、2、3、4」とゆっくり数える。

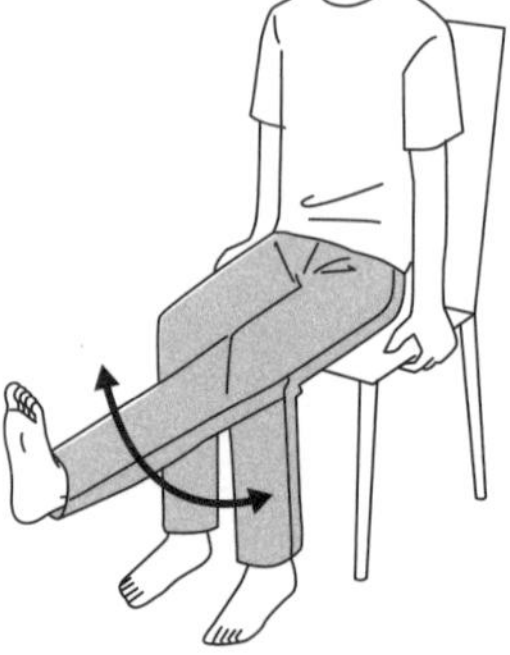

② 右の足首も①と同じようにのばす。
③ 1回に10セット、1日に2回行うとよい。

〈スクワット〉

① テーブルなどに両手を置き、肩幅ほどに足を開いて立つ。
② 息を吸いながらゆっくり両膝を曲げていく。このとき、お尻を突き出しすぎたり、膝がつま先より前に出ないように注意する。
③ ゆっくりともとの体勢に戻る。
④ これを1セット20回、1日に2セット行うとよい。

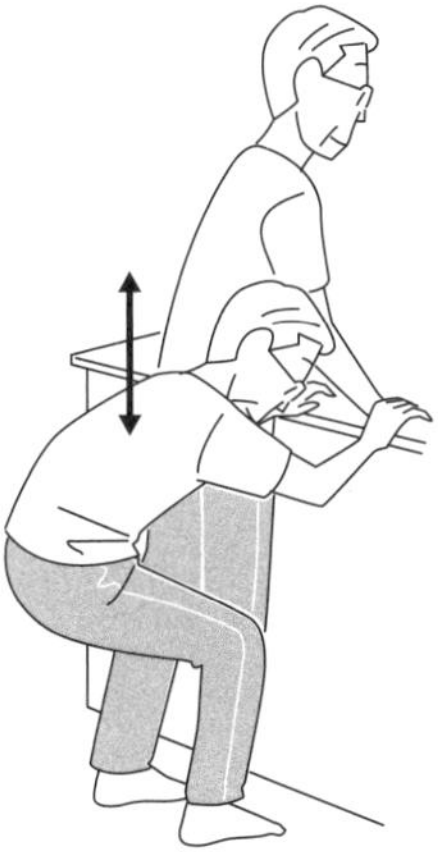

〈腸をのばす運動〉

① テーブルなどに両手を置き、肩幅ほどに足を開いて立つ。

② 右足を後ろにのばしたら、その状態のまま腰を左の方向にできるところまでのばす。体の右側とお尻の筋肉、そして腸をのばすのを意識して、「1、2、3、4」とゆっくり数える。

③ 左側も②と同じように行う。

④ 1回に10セット、1日に2回行うとよい。

〈立ったまま腕立てふせ〉

① 壁の前に、足を肩幅ほどに開いて立つ。両手をのばし、手と壁の間が20〜30センチほどあく距離に立つ。

② 両手をまっすぐのばし、壁に手をつく。上体をまっすぐ保ったまま、両ひじをゆっく

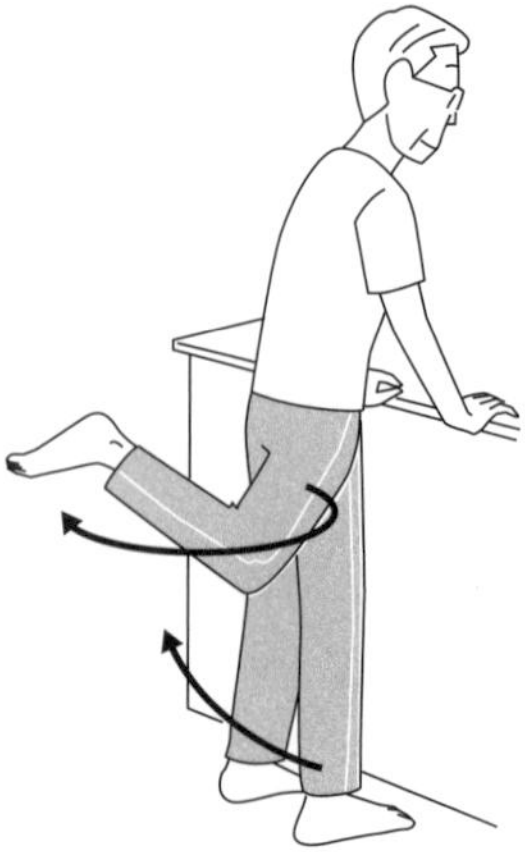

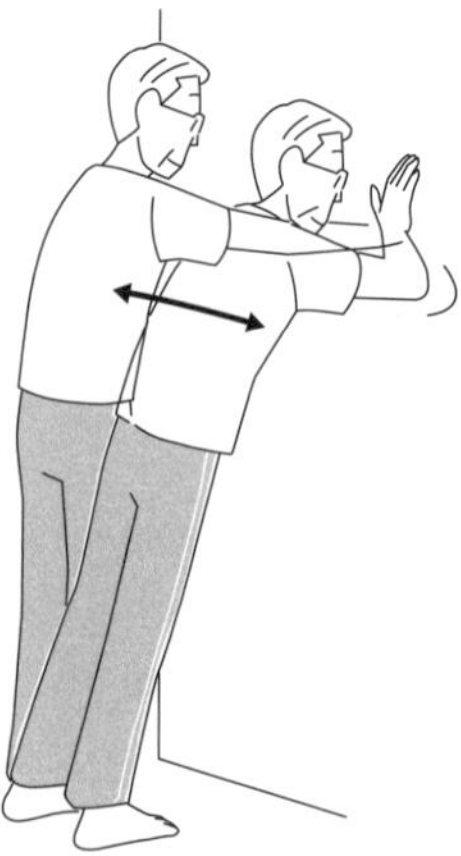

り曲げて、上半身をゆっくりと壁に近づける。

③　次に、両腕で壁をゆっくり押す。これをくり返し、立ったままの状態で腕立て伏せをする。

④　1回20回、1日に2セット行うとよい。

私が活用している健康食品

代替療法とのつきあい方については１３０ページで紹介しました。健康食品などを活用するかどうかも、自分の判断で決めることです。活用する場合も、健康に長生きするために、自分にはどのようなものがよいか、好奇心を働かせてきちんと調べることです。そのうえで、これがよいと思ったものを冷静な判断のもとに選びましょう。

私も、自らの健康のために、いくつかの健康食品を活用しています。「藤田先生はどのような健康食品を活用されていますか」との質問をよく受けるので、参考までに紹介しましょう。

一つめは、**ケフィアヨーグルト**です。ケフィアとは、ロシアのコーカサス地方で伝統的に食べられてきた発酵乳で、乳酸菌に加えて酵母も含まれます。ケフィアをあえて食べているのは、30種類以上もの微生物がいて、私の腸にあっているからです。通常のヨーグルトは1~2種類の細菌でつくられているため、自分の腸内フローラの組成にあったものを探すのがなかなか大変です。

牛乳に種菌を入れて一晩置けばつくれるのも、簡単でよいところです。

ケフィアを食べるようになって、私の便通はますますよくなりました。おなかの調子がよくなるということは、免疫力が高まることでもあります。そうしたものは、積極的にとり入れていくとよいと思います。酸味が強く、特別においしいわけでもないのですが、砂糖も何もかけず、毎朝、朝食のかわりにコーヒーと一緒にケフィアを小皿に1杯いただいています。

二つめは、**青汁**です。加齢とともに、人の体内では活性酸素の発生量がどうしても増えてしまいます。毎日野菜をしっかり食べていても、高齢の人ほど、フィトケミカルの摂取量が不足しがちです。そこで、手軽にフィトケミカルを補うために、**クマザサを使った青汁**を飲んでいます。クマザサは、カロテンが豊富なうえ、鉄分も多く、サツマイモの27倍もの食物繊維が含まれています。

三つめは、**乳酸菌エキス**です。これは、腸のなかにいる「マイ乳酸菌」を育てるためのエキスです。私たちの腸内フローラは、赤ちゃんのころにすみついた細菌の組成で主に成り立っています。そのため、腸内フローラは指紋のように人によって異なり、一人一人に「マイ乳酸菌」がいます。

乳酸菌エキスとは、多くの種類の乳酸菌を長期間発酵させた溶液のみを抽出したものです。乳酸菌には、仲間の菌が棲息していた溶液をエサに繁殖力を高める性質があります。乳酸菌エキスは、その性質を利用して、それぞれの人の腸にいるマイ乳酸菌の繁殖力を高めることに適した健康食品です。腸内の乳酸菌を増やすことが、免疫力を高めるためには大切なのです。

1日1時間、笑う時間を持とう

「免疫力を高めるには、笑うのがよい」

ということは、ずいぶん周知されてきました。

がんになりたくないならば、毎日を笑顔で優しい気持ちで過ごすことです。しかめっ面で、怖い顔をしている人は、その分免疫力を下げやすい状態にあるので、改めましょう。おもしろいことがなくても笑顔でいるだけで、脳は「楽しいんだ」と勘違いすると報告されています。

笑いと免疫力の関係については、たくさんの研究結果が報告されています。

アメリカのN・カズンズ博士は、『笑いと治癒力』（岩波書店刊、松田銑訳）という著書で**「笑いは感性のプログラムを活性化し、治癒力を高める」**と語っています。笑いは、心と体のプログラムを活性化させるというのです。

たとえば、かわいがられない子どもは、笑顔を失い、表情に乏しい子になりやすくなります。発育が遅れ、身長や体重も増えません。これは「優しさ」という感性の情報が欠如することで、心のプログラムがスムーズに作動しなくなり、成長ホルモンの分泌や食物の消化、吸収がうまくいかなくなってしまうためです。

一方、**優しくされると、子どもの消化・吸収は進み、成長ホルモンの分泌だけでなく、抗体産生などの免疫プログラムまで活性化される**ことがわかっています。

同じように、「笑う」という行為は、神経・内分泌系から免疫系へと続く心と体のプログラムを活性化して、免疫系の上昇を導きます。事実、笑うことでＮＫ細胞の活性が上昇するというデータは、数多く報告されています。

Ｌ・ベーク博士は、健康な医学生52人を対象に、１時間のコメディビデオを観賞させ、その前後の免疫因子の活性を測定しています。

結果、ＮＫ細胞の活性は、観賞前の24パーセントから観賞後は38パーセントに増加しました。

抗体もすべて増加しています。抗体には５つの種類があり、それぞれ働く場所や時期に違いがあります。そのうちのIgＡ抗体量は１・75㎎／dLから２・０㎎／dLへ、

IgM抗体量は0・75㎎／dLから0・91㎎／dLへ、IgG抗体量は9・5㎎／dLから11・5㎎／dLへとそれぞれ増加しました。

これらの効果は、ビデオ観賞後12時間以上も続いたということです。

なお、笑うと免疫力が高まるという研究はたくさんありますが、その際、実験で行われたのは「1時間笑う」というものでした。ところが、「3時間笑う」という実験をしたところ、逆に免疫力が低下したケースが見られました。

つまり、**免疫力を高めるには、1日に1時間ほど、おおいに笑う時間をつくる**とよいということです。好きな人との談笑でもよいですし、コメディビデオを見たり、落語を聞いたりするのでもよいでしょう。

また、ワクワクしたりときめいたりする気持ちで過ごすのも、笑うのと同じくらいよいことです。アイドルの追っかけをする女性は、心身ともに若々しく、ときに乙女のようにかわいらしい笑顔を見せます。そんなとき、人の免疫力はとてもよい状態に高まっているのです。

手を洗いすぎると免疫力が落ちる

今、世界は新型コロナウイルスの拡大におびえています。

そうしたなか、私たちは手洗いと消毒、そしてマスクの着用を熱心に行うようすすめられています。

ただし、これは緊急時だからこその対応と覚えておいてください。長く続けてしまえば、かえって免疫力を落とし、感染症にかかりやすい体になってしまいます。

この地球上で、私たち人類が生きてきた時代の大部分は、ウイルスや細菌、寄生虫などの微生物による危険にさらされてきました。そして私たちの免疫システムは、常にこれらの外敵の攻撃を受けてきました。

そうしたなかで人類が今日まで生き残り、繁栄してきたのは、私たちが強固な防御システムを持ち、それが非常にうまく働いてきたためです。

実際、免疫システムは、直面する絶えまない攻撃にうまく対応して、即応性や有効性の機能を向上させてきました。とくに細菌やカビ、酵母の細胞壁に存在するβ‐グルカンの分子を認識し、強力な攻撃をしかけることで対処しています。β‐グルカンはキノコが持つフィトケミカルの一種であることは前述しています。キノコを食べると免疫力が上がるのは、免疫システムの攻撃力が高まるからでもあるのです。

昔は、人が食べるほとんどのものに酵母やカビ、細菌などが付着していました。しかし最近では、あらゆる農作物に殺菌剤や防カビ剤が使用されていて、私たちの免疫力が育ちにくい環境にあります。

そのうえ、文明社会がつくり出した「キレイ社会」は、細菌やカビ、酵母などの微生物を徹底的に追い出しています。手洗いには薬用石けんを使い、消毒剤を生活環境だけでなく自分の体にも吹きかけ、抗菌作用の高い洗剤で衣類を洗う。そんなキレイ社会のなかにいては、免疫力はどんどん低下してしまうのです。

私たちが暮らすキレイ社会がいかに危険で、手を洗いすぎることが免疫力の低下にどれほどつながるかについては、拙著『手を洗いすぎてはいけない』（光文社新書）に詳しく記していますので、興味のある方はそちらを読んでみてください。

新型コロナウイルスの襲来は、私たちの生活を一変させました。それほど、現代を生きる私たちには、この出来事は稀有《けう》なことに思えたでしょう。しかし、人類７００万年の歴史から見たら、**未知なる病原体からの攻撃は決してめずらしいことではありません。**人類は、何度も何度も未知の病原体に襲われ、そのたびに自分自身の免疫力で対応してきたのです。

今後も、新興・再興の感染症が私たちの社会に入り込んでくることは、幾度となく起こってくるはずです。地球温暖化や環境破壊が進むなか、生態系のバランスが崩れているため、もっと短いスパンで未知の病原体が人間社会に侵入してくると私は予測しています。

そうしたとき、一個人として命と健康を守る方法は一つしかありません。**一人一人が免疫力を高めて、病原体に負けない体をつくっておく**ことです。

それは、がんを起こしにくい体でもあります。感染症もがんも、免疫力が低下したときに生じる病気であることを考えれば、私たち自身にできることは、がんも感染症も同じです。そのためには、**身の回りにいる細菌とほどほどに仲よくする生活が大切なのです。**

心の免疫力を上げるのも腸内細菌次第である

私は長い間、免疫の研究を重ねてきました。免疫力の70パーセントは腸からつくられますが、残りの30パーセントは内分泌物や神経系の刺激によるものです。

簡単にいってしまえば、**心の状態が免疫力の30パーセントを決めている**のです。「やる気が出ない」「悲観的になる」「すぐキレそうになる」「イライラする」などの心の悲鳴も、免疫力を低下させる誘因になっています。

「それならば、心の状態をよく保とう」と決めたところで、簡単にいかないことが多くあります。そんなときには、腸に手を当ててよく考えてみてください。あなたは今日、何を食べたでしょうか。

腸の働きや腸内細菌を元気にするものでなくては、心の状態もよくなりません。腸と脳、そして腸と心はつながっているからです。腸で消化吸収したものが、脳細胞を働かせる材料となり、心を豊かにするエネルギーを生み出すのです。

実際、脳のなかで働く神経伝達物質の**セロトニンは、腸内細菌の働きが活発でなければ十分に分泌されない**ことがわかっています。セロトニンは「幸せホルモン」とも呼ばれ、**人の幸福感をつくり、ストレスを緩和させる作用があります**。うつ病になる人は、脳内のセロトニン量が著しく減少していることも知られています。

セロトニンは、たんぱく質を材料に生成されますが、その過程で、腸内細菌が合成するビタミンB群が必要になります。多くの人はビタミン類を含むものを食べることで、それを摂取できると思っていますが、これは違います。食べたものからビタミンB群やビタミンKを合成しているのは、腸内細菌なのです。

ですから、腸内フローラのバランスが乱れると、ビタミンの供給が減ってしまい、結果、セロトニンの分泌量も減ってしまうのです。

このことも、がんを発症させる大きな要因になります。

セロトニン量が減ると、免疫の働きを抑えてしまうストレスホルモンが放出されやすくなり、それががんの発症率を高めることがわかっています。実際、**がんを発症した人は、その前に過度のストレスを抱えて生活している**ケースが多く見られます。長期間の避難生活を強いられた被災者に、がんを発症する人が多いとの報告もあります。

ですから、ストレスによる害を小さくするには、セロトニンをたくさん分泌できるよう腸内細菌にがんばってもらうことです。自分の好きなものばかり食べて、腸内細菌のよいエサになるものを不足させているのに、「がんになりたくないから、笑って過ごそう」というのは至難の業です。

つまり、心の面からも免疫力を高めていくには、腸内細菌にがんばってもらえるよう、本文で紹介したようなよい食べものを日々とること。そうすることで、セロトニン量も増え、気持ちも自然と落ち着き、明るく笑顔で過ごせるようになります。そうして免疫力は高まっていくのです。

人を許すおおらかさが免疫力を上げる

最後にあたりまえのお話しをします。**家族や友人など、自分が好きで大切と思う人とは、仲よくする**ことです。それだけでストレスは減り、日々の幸福感は高まり、がんが遠ざかっていきます。

私たちは、人に対して誤解していることがとても多くあります。

私には仲よくしている夫婦がいるのですが、先日、ご主人が泣きながら「離婚することになった」と訴えてきました。奥さんが浮気したというのです。奥さんはとてもきれいで知的な人ですが、70歳を超えていて、とても浮気をするような女性には思えません。奥さんによくよく話を聞くと、若いころからご主人の嫉妬がすごくて、ここ数年はそれがますます強くなっているとのことでした。

私もその夫婦をよく知っているつもりになっていましたが、まったくわかっていませんでした。ご主人も奥さんのことをよくわかっていないのでしょう。夫婦でも、わかったつもりになっていて、わかっていないことは多いものです。

ですから、ときにはお互いに気持ちをさらけ出し、ぶつかることも必要でしょう。でも、それで相手の気持ちがわかったなら、あとはちょうどよいところで歩みよること。わが家も以前はよく夫婦げんかをしていましたが、「オレが悪かったかな」「私がおかしかったかしら」と歩みよることで、今日まで来ました。**どうしても許せない気持ちが前に出てくるならば、「もしも、自分がこのストレスでがんになったらどうしようか」「もしも、相手をがんにさせてしまったら」と考えてみればよい**のです。

私もがんになりたくありませんし、妻には私以上に長生きしてもらわないと困ります。そう思えば、**自分が先に謝ることなど、なんでもない**ことに思えてくるものです。

これは、夫婦でなくても同じです。**人に対し、許す気持ちを持つこと。**そうすれば、むだなストレスで免疫力を下げずにすみます。

前述していますが、原田先生は90歳を超えてなお、医師であり世界最高齢のオペラ歌手として活躍されています。あるとき、フォーラムのパンフレットに原田先生の名前が間違えて印刷されていたことがありました。

腹を立てて、帰ってしまわれてもしかたがない、とその場にいる誰もが思いました。しかし原田先生は、**「いいよ、いいよ。オレの名前なんてたいしたことがないから」**と笑ってすまされたのです。あのおおらかさが、今も元気にパワフルに活躍される原動力になっているのだなと感心させられた出来事でした。

読者の方には、今、まさにがんとおつきあいされている方も多いでしょう。闘病後の生活をされている方もいると思います。決して悲観することなく、今日笑って過ごせる楽しみや喜びを一つ一つ見つけながら過ごしてほしいと願います。

腸を元気にする食事をし、身の回りの微生物とはほどほどに仲よくつきあい、朝に起き、夜に眠り、「疲れたな」と感じたときには無理することなく休む。

そんな人間らしい生活をしていれば、心も自然と明るさをとり戻すでしょう。そうすれば、免疫力が高まり、がんと上手につきあっていくことができるはずです。

おわりに

私の友人に末期がんと診断されたのち、「家族でハワイに行く」という目標を持って過ごした男性がいます。

それまで家族サービスなどしてこなかった人生を振り返り、最後に家族との思い出をつくりたかったと彼は話してくれました。

子どもたちも大きくなっていましたが、お父さんの最後の願いにつきあってくれました。

その旅行のとき、彼の病状はかなり進行していて、自分の足で歩くのもやっとでした。

けれども、家族での初めてのハワイ旅行は彼にとっても家族にとっても最高の思い出になりました。

そして、子どもたちがいいました。

「お父さん、来年もまたみんなで来ようよ」

彼も心から願いました。

「もう一度、家族でハワイに来たい」

そのためにはどうするとよいのか、彼は私に相談してきました。

そこで、私は本書でお話ししたことを彼に伝えました。

「治すか、治さないか」ではなく、がんとともに生きることを決めたのです。

彼は熱心に実践しました。

そして、翌年も再び家族でハワイ旅行ができました。

このとき、彼は自分の足で歩き、海にも入りました。

はたから見れば、誰も彼が末期がんとはわからなかったでしょう。

医療はもちろん大切です。

ただ、どのように生きるかを決めるのは、いつだって自分自身でなくてはいけません。

人は楽しい未来を夢見ることで、がんばる原動力とする能力も、免疫力を高める体も持っています。

切っても切れない関係にあるがんと私たちが上手につきあっていくには、その力を十分に働かせることが欠かせないのです。

もしも、私が「がん」になったら。

これが本書のタイトルです。

できることならば、がんになる前からそれを想定した生活をすることです。

老化しやすい細胞を持って生まれてきた私たちが、がんになるのは宿命のようなものです。

それを上手に避けて生きるのは、細胞の老化のスピードをゆるやかにし、免疫力を上げる生活を心がけることしか方法はないのです。

それでもがんになってしまったときにも、「いつか自分もがんになるだろう」という想定ができていれば、慌てふためくことなく、どのように生きていくか冷静に考えることができるでしょう。

がんは人間にとって宿命のような病ですが、食事と生活のあり方によって、人生のなかで上手につきあっていくこともできるのです。

編集協力／髙木真明
構成／高田幸絵
図表作成／デザインプレイス・デマンド
イラストレーション／まるはま

藤田紘一郎（ふじたこういちろう）

医師・医学博士。1939年、旧満州生まれ。東京医科歯科大学卒。東京大学大学院医学系研究科修了。東京医科歯科大学名誉教授。専門は、寄生虫学、熱帯医学、感染免疫学。著書に『人生100年、長すぎるけどどうせなら健康に生きたい。』（光文社新書）、『免疫力』（ワニブックスPLUS新書）、『「腸」が喜ぶお酒の飲み方』（日本実業出版社）など多数。

もしも、私《わたし》が「がん」になったら。 81歳《さい》、現役《げんえき》医師《いし》の準備《じゅんび》と決意《けつい》

2021年4月30日初版1刷発行

著　者 ── 藤田紘一郎
発行者 ── 田邉浩司
装　幀 ── アラン・チャン
印刷所 ── 堀内印刷
製本所 ── ナショナル製本
発行所 ── 株式会社光文社
東京都文京区音羽1-16-6（〒112-8011）
https://www.kobunsha.com/
電　話 ── 編集部03（5395）8289　書籍販売部03（5395）8116
業務部03（5395）8125
メール ── sinsyo@kobunsha.com

落丁本・乱丁本は業務部へご連絡くだされば、お取替えいたします。

ISBN 978-4-334-04534-0

1106

人類はふたたび月を目指す

春山純一

今、月を目指す国や民間企業が世界で続々と現れている。日本の月探査計画に携わり、「月の縦孔の発見」で世界的に知られる著者が、探査や発見をめぐるスリリングな舞台裏を綴る。

978-4-334-04514-2

1107

見るレッスン
映画史特別講義

蓮實重彦

サイレント、ドキュメンタリー、ヌーベル・バーグから現代まで１２０年を超える蓄積と向き合い、作品の最も優れた瞬間で刮目する方法を、シネフィル教授が初めて新書で指南。

978-4-334-04515-9

1108

コロナ対策
各国リーダーたちの通信簿

栗田路子　プラド夏樹
田口理穂　冨久岡ナヲ
片瀬ケイ
クローディアー真理
田中ティナ

世界が一様にパンデミックに包まれた中、各国首脳の言動には大きな違いが。そしてその違いはコロナ禍の行方も左右した。７人の海外在住ジャーナリストが綴るリーダーの素顔。

978-4-334-04516-6

1109

洋画家の美術史

ナカムラクニオ

あちこちの美術館や切手で見たことはあっても、実はよくは知らない「洋画」の世界。画家たちの波瀾万丈な一生を追いながら、作品と近代美術史の流れをわかりやすく解説する。

978-4-334-04517-3

1110

相続地獄
残った家族が困らない終活入門

森永卓郎

ある日突然ふりかかり、一歩間違えると泥沼にはまる相続問題。自身の経験をもとに、今日からできる森永流・生前整理術を伝授する新時代の「相続の教科書」。

978-4-334-04518-0

光文社新書

1111

がんを瞬時に破壊する

光免疫療法

身体にやさしい新治療が医療を変える

小林久隆

新しいがんの治療法が世界で注目を集めている。どのような治療法なのか？　身体への負担や副作用は？　転移・再発の可能性は？　アメリカ国立衛生研究所の日本人開発者が初めて綴る。

978-4-334-04519-7

1112

誤読のイタリア

ディエゴ・マルティーナ

イタリア文化を見つめる旅は、日本文化を再発見する旅だ。夏目漱石など日本文学を愛するイタリア人が、文化の「誤読」と「正読」についてユーモアを交えて綴った心温まるエッセイ。

978-4-334-04520-3

1113

平成・令和 学生たちの社会運動

SEALDs、民青、過激派、独自グループ

小林哲夫

２０１０年代、学生による社会運動はどのように繰り広げられたか？　かつての学生運動と何が違うのか？　ＳＥＡＬＤｓから過激派まで長期にわたる徹底取材による闘いの記録。

978-4-334-04521-0

1114

いつまでも親がいる

超長寿時代の新・親子論

島田裕巳

人生１００年時代を迎え、私たちは「いつまでも親がいる社会」を生きるようになった。そこで新たに生じる親子関係の課題とは？「永遠のテーマ」を捉え直す、著者初の親子論！

978-4-334-04522-7

1115

死ぬまで噛んで食べる

誤嚥性肺炎を防ぐ12の鉄則

五島朋幸

誤嚥性肺炎の原因は唾液だった！　大切なのは「歯と歯が噛み合うこと」。訪問歯科のカリスマが口腔ケアの正しい知識を解説。口から食べることを諦めないことが、元気に繋がる！

978-4-334-04523-4

1116

日本のスポーツビジネスが世界に通用しない本当の理由

葦原一正

スポーツビジネスは特殊なビジネスではない。経営面でも海外で戦えるようになるために必要なものとは何か、スポーツに憑かれたB．LEAGUE創設の立役者が明かす熱きビジネス論。

978-4-334-04524-1

1117

大学教授、発達障害の子を育てる

岡嶋裕史

自閉スペクトラム症の息子と、自分もその傾向があった父親の日常生活奮闘記。職業柄、大量の文献を読み込み、医師、臨床心理士、役所、教師、そして世間とのズレに挑むが……。

978-4-334-04509-8

1118

渋沢栄一に学ぶ大転換期の乗り越え方

田口佳史

道徳なくして、ビジネスは成立しない。激変する時代を生きるビジネスパーソンのために、「渋沢栄一の生涯」と『論語と算盤』、そして『論語』をもとに「仕事の本質」を説く一冊。

978-4-334-04525-8

1119

資本主義から脱却せよ

貨幣を人びとの手に取り戻す

松尾匡
井上智洋
高橋真矢

「安心な生活」が失われているのはなぜか。それは〈経済の仕組み〉に問題があるからだ。経済学の論客二人と不安定ワーカーが、いま〝発明〟すべき「新しいストーリー」を提示する。

978-4-334-04526-5

1120

カラー版 王室外交物語

紀元前14世紀から現代まで

君塚直隆

時代遅れの遺物から、平和を支える存在に——現代に力を発揮する王室・皇室外交を、紀元前の中東から中世・近代の欧州、大戦前後の英王室へと辿り、日本の皇室のあり方も振り返る。

978-4-334-04527-2

1121

ルポ 婚難の時代

悩む親、母になりたい娘、夢見るシニア

筋野茜
尾原佐和子
井上詞子

住職がサポートする「寺コン」、親が相手を探す「代理婚活」、コロナ禍での「オンライン婚活」など、十人十色の婚活模様と日本人の結婚観を共同通信の女性記者三人が徹底取材！

978-4-334-04528-9

1122

未来は決まっており、自分の意志など存在しない。

心理学的決定論

妹尾武治

「我々の自由意志とは錯覚であり、幻想である」――心理学、生理学、脳科学、量子論、人工知能、仏教、哲学、アート、文学、サブカルを横断し、気鋭の研究者が世界の秘密に挑む。

978-4-334-04529-6

1123

ドレミファソラシは虹の七色？

知られざる「共感覚」の世界

伊藤浩介

「真っ赤な嘘」は、なぜ赤色？「いろいろ」は、なぜ「色々」？音や文字に色を感じる〝共感覚〟はなぜ生じるのか。気鋭の脳科学研究者による、ヒトの認知の不思議に迫るスリリングな一冊。

978-4-334-04530-2

1124

巨人軍解体新書

ゴジキ
(@godziki_55)

ファンもアンチも日本一多い球団、読売ジャイアンツの「勝利の哲学」とは。巨人軍の21世紀のスター選手たちを振り返りながら、パ・リーグへの対抗策を考える。

978-4-334-04531-9

1125

20世紀論争史

現代思想の源泉

高橋昌一郎

現代の思想を理解するためには、20世紀の偉大な知性が議論を重ねた諸問題を踏まえなくてはならない。「教授」と「助手」が時にユーモラスに対話しながら道案内を務める知の論争史。

978-4-334-04532-6

光文社新書

1126

運気を引き寄せるリーダー 七つの心得

危機を好機に変える力とは

田坂広志

「強運」のリーダーは、メンバーやチームにも「強運」を呼び込む。「運の強さ」は、誰でも意識的な努力で身につけることができる。先端科学に基づいた二一世紀の「新たな運気論」。

978-4-334-04533-3

1127

もしも、私が「がん」になったら。

81歳、現役医師の準備と決意

藤田紘一郎

81歳、免疫が専門の名物医師がとことん「がん」と向き合った。仕事は続ける？　治療は受ける？　改善すべき生活習慣は？　発症しても慌てない、嘆かないためのがん入門書。

978-4-334-04534-0

1128

お笑い世代論

ドリフから霜降り明星まで

ラリー遠田

芸人の「第七世代」という言葉が一般にも広まるなか、それ以前の世代が誰なのか、どのような変遷を経て現在に至ったのかを改めて振り返る。「世代論」で読みとく戦後芸能史。

978-4-334-04535-7

1129

郵政腐敗 日本型組織の失敗学

藤田知也

郵便事業の創業から一五〇年を迎えた日本郵政グループ。従業員四〇万人を超える巨大組織の実態は、「腐敗の構造」と究極の「事なかれ主義」だ。朝日新聞のエース記者が徹底取材！

978-4-334-04536-4

1130

「倫理の問題」とは何か

メタ倫理学から考える

佐藤岳詩

それは良いことか、悪いことか。これは正義か、不正義か—。日常がゆらいだときに現れる倫理の問題に、私たちはどう向き合えばいいのか。世界の眺め方が変わるメタ倫理学入門書。

978-4-334-04538-8